テーラーメイド
個人対応栄養学

日本栄養・食糧学会
監修

合田 敏尚・岡﨑 光子
責任編集

建帛社
KENPAKUSHA

Tailor-made Personalized Nutrition

Supervised by
JAPANESE SOCIETY OF
NUTRITION AND FOOD SCIENCE

Edited by
Toshinao Goda
Mitsuko Okazaki

©Toshinao Goda et al. 2009, Printed in Japan

Published by
KENPAKUSHA Co., Ltd.
2-15 Sengoku 4-chome Bunkyo-ku Tokyo Japan

序　文

　ゲノム科学の進歩は，この10年間に，ふたつの側面で栄養科学の発展に重要な貢献をもたらした．そのひとつは，遺伝子の多型の解析が進み，栄養素の必要量の個人差の一部が遺伝子多型によって説明される基盤ができたことである．同じように食生活を改善したり，機能性食品成分をサプリメントとして摂取したりしても，その効果は個人によって異なる可能性がある．この研究分野はニュートリジェネティクス Nutrigenetics と呼ばれる．もうひとつは，ゲノム情報を活用して，全mRNA（トランスクリプトーム）および全タンパク質（プロテオーム）の網羅的な解析ができる技術革新がなされたことである．同じような遺伝素因を持っていても，現在および過去の食事条件や栄養状態の違いによって，食事に伴って起こる代謝変化は個人によって異なり，個人内でも変動する．栄養素の摂取に伴って起こる遺伝子発現の変動を調べる研究分野はニュートリゲノミクス Nutrigenomics と呼ばれる．全遺伝子発現の解析（トランスクリプトミクス）という概念は，全タンパク質の発現解析（プロテオミクス），全代謝物の解析（メタボロミクス）へと拡大されてきた．それぞれの解析技術の進歩はめざましいものがあり，解析の多試料高速化・効率化も進んでいる．これらの新規技術は，人間栄養学の立場からは，個人の栄養状態の判定のために統合・整理されて，より効果的な栄養アセスメント手法の開発のために利用されることが期待される．

　このような背景に基づき，2006年5月に開催された第60回日本栄養・食糧学会大会（静岡市）では，シンポジウム「テーラーメイド型個別栄養への展望」が企画され，2008年5月に開催された第62回日本栄養・食糧学会大会（坂戸市）では，シンポジウム「テーラーメイド個人対応栄養学の新展開」が企画された．いずれのシンポジウムでも，個人に対応した栄養学を確立するためのポ

ストゲノム科学の活用法について熱心な討論が行われ，網羅的な解析技術をいかに統合して新たな栄養指標を確立するか，という現代栄養学の課題が浮き彫りにされた。さらに，遺伝子多型を個人のリスク判定のための指標として利用し，栄養相談に活用するためのエビデンスも蓄積しつつあることが紹介された。
　本書は，これらのシンポジウムの内容を整理・発展させて，「テーラーメイド個人対応栄養学 personalized nutrition」の意義，手法，現状，将来への展望などをまとめ，全体像がわかるように編集したものである。栄養学，食品学，医学，農学，薬学などの関連領域の専門家だけでなく，学生，大学院生，管理栄養士・栄養士，医師，薬剤師の参考にもなるものと自負している。
　個人対応栄養学の確立のための基盤づくりという趣旨に賛同され，ご多忙のところ，シンポジウムにおける発表あるいは本書の執筆にご協力いただきました諸兄に深く感謝申し上げます。また，出版物として本書を刊行することにご尽力いただきました建帛社の筑紫恒男氏にお礼申し上げます。

2009年4月

責任編集者　合　田　敏　尚
　　　　　　岡　﨑　光　子

目　次

序章　個人対応栄養学の潮流　　　　　　　　　（合田敏尚）

1. 栄養問題の変遷 …………………………………………………………… *1*
2. 食事の個別性 ……………………………………………………………… *4*
3. 健康状態の定量化 ………………………………………………………… *5*
4. 個別化栄養アセスメント ………………………………………………… *7*
5. 個人代謝プロファイル法の戦略 ………………………………………… *9*

第1編　個人対応栄養学の原理と技術

第1章　人類遺伝学から見た個人対応栄養学の基盤　　（小林公子）

1. ゲノムの個体差 …………………………………………………………… *15*
2. 食塩感受性遺伝子 ………………………………………………………… *16*
3. 倹約遺伝子 ………………………………………………………………… *20*
4. ゲノム研究の進展と糖尿病感受性遺伝子の同定 ……………………… *23*
5. まとめ ……………………………………………………………………… *25*

第2章　ニュートリゲノミクスのヒトへの応用戦略　（合田敏尚）

1. ニュートリゲノミクスの二つのアプローチ ……………………………… 29

　（1）メカニズムの解析手法としてのニュートリゲノミクス ………… 29

　（2）バイオマーカーのプロファイリング情報源
　　　としてのニュートリゲノミクス …………………………………… 32

2. 人間栄養学におけるニュートリゲノミクスの意義 …………………… 33

　（1）現代における人間栄養学の課題 ………………………………… 33

　（2）人間栄養学研究へのニュートリゲノミクスの応用 …………… 34

3. 末梢血白血球における糖代謝関連バイオマーカーの探索 …………… 37

　（1）期待される血糖関連指標 ………………………………………… 37

　（2）動物モデルにおける高血糖誘導による
　　　末梢血白血球トランスクリプトームの変化 …………………… 37

　（3）糖負荷試験による末梢血白血球トランスクリプトーム
　　　の短期の変化 ………………………………………………………… 40

　（4）2型糖尿病モデル（OLETF）の発症過程における
　　　末梢血白血球トランスクリプトームの変化 …………………… 44

　（5）食事誘発性インスリン抵抗性モデルラットにおける
　　　末梢血白血球トランスクリプトームの変化 …………………… 48

4. 臨床研究における代謝性疾患
　　リスクバイオマーカーの妥当性の検証 ……………………………… 50

　（1）2型糖尿病患者における末梢血白血球遺伝子発現の変化 …… 50

（2）内臓脂肪の評価とメタボリックシンドローム関連指標との関連 ……… *52*

　（3）健診受診者における血液候補バイオマーカーと
　　　メタボリックシンドローム関連指標との関連性 ……………………… *54*

第3章　プロテオミクスによる生活習慣病リスクバイオマーカーの探索　　（内藤裕二）

1．はじめに …………………………………………………………………… *61*

2．酸化特異的翻訳後修飾タンパク質と生活習慣病 ……………………… *63*

3．血清タンパク質プロファイル …………………………………………… *65*

4．おわりに …………………………………………………………………… *68*

第4章　抗体チップによる未病診断・食品機能性評価の新しい展開　　（大澤俊彦）

1．はじめに …………………………………………………………………… *71*

2．「タンパクチップ」への期待 …………………………………………… *72*

3．「酸化ストレスバイオマーカー」の開発 ……………………………… *75*

4．「抗体チップ」評価法の確立 …………………………………………… *79*

第5章　個人対応栄養指標確立に向けたメタボリックプロファイリング法の重要性と可能性　　（豊岡利正）

1．はじめに …………………………………………………………………… *83*

2．メタボローム解析技術のバイオサイエンスへの応用 ………………… *85*

3．メタボローム測定法 ……………………………………………………… *88*

4．メタボローム研究の方向性 ……………………………………………… *90*

5．メタボローム解析の応用例 ……………………………………………… *91*

　（1）網羅的メタボローム測定 ……………………………………………… *91*

　（2）選択的メタボローム測定 ……………………………………………… *96*

　（3）個別分析 ………………………………………………………………… *100*

6．問題点と今後の課題 ……………………………………………………… *102*

第2編　個人対応栄養学の応用と実践

第6章　成人病胎児期発症（起源）説 ―成人病の素因が胎生期に形成される機序― （福岡秀興）

1．はじめに …………………………………………………………………… *109*

2．出生体重と成人病発症リスク …………………………………………… *110*

3．胎内低栄養での成人病素因の形成機序 ………………………………… *112*

　（1）解剖学的変化 …………………………………………………………… *112*

　（2）遺伝子発現制御系の変化 ……………………………………………… *114*

4．DNAメチル化から見た疾病素因の形成 ……………………………… *116*

　（1）受精，着床時の栄養が及ぼす影響 …………………………………… *116*

（2）胎仔期・胎児期の低栄養と葉酸 …………………………………… *119*

（3）スキンシップと中枢の機能変化（出生直後の臨界期）…………… *120*

（4）エピジェネティックスとメチル基代謝 …………………………… *123*

5．最後に ……………………………………………………………………… *127*

第7章　葉酸代謝関連遺伝子多型に基づくテーラーメイド栄養の実践　　（平岡真実）

1．葉酸とホモシステイン代謝 ……………………………………………… *131*

2．葉酸代謝関連遺伝子多型 ………………………………………………… *133*

3．葉酸不足と認知症 ………………………………………………………… *135*

4．葉酸摂取の効果 …………………………………………………………… *139*

5．ゲノム対応栄養指導 ……………………………………………………… *141*

6．さかど葉酸プロジェクト ………………………………………………… *143*

（1）さかど葉酸プロジェクト概要 ……………………………………… *143*

（2）食と認知症予防講習会 ……………………………………………… *144*

（3）遺伝子多型に応じたテーラーメイド栄養指導の実践と効果 …… *145*

（4）葉酸添加食品による集団アプローチ ……………………………… *152*

第8章　骨粗鬆症とテーラーメイド栄養学　　（武田英二）

1．はじめに …………………………………………………………………… *159*

2．性ホルモン関連遺伝子 ……………………………………………… *159*

3．インスリン様成長因子（IGF-1）遺伝子 ………………………… *164*

4．ミオスタチン遺伝子 ………………………………………………… *167*

5．ビタミンD受容体（VDR）遺伝子 ………………………………… *168*

6．LDL受容体関連タンパク5（LRP5）遺伝子 ……………………… *169*

7．他の遺伝子 …………………………………………………………… *174*

終章　個人対応栄養学の展望　　　　　　　　　（合田敏尚）

1．栄養アセスメントの技術革新へ向けて …………………………… *183*

2．日本人におけるエビデンスデータベース構築の必要性 ………… *184*

3．個人に対応した食品選択の基盤 …………………………………… *185*

4．機能性食品成分に対する応答性の個人差 ………………………… *187*

5．保健機能食品におけるレギュラトリーサイエンスの活用 ……… *190*

索　引 ……………………………………………………………………… *193*

序章　個人対応栄養学の潮流

合田　敏尚[*1]

1. 栄養問題の変遷

　栄養学の歴史は食品に含まれる栄養成分の発見とその作用機構の解明の歴史である。生命活動を維持するためのエネルギー源として糖質，脂質の代謝経路が解明され，遺伝情報の解読のための素材であるアミノ酸プールを維持するためのタンパク質摂取の意義とその発現機構の解明と並行して，20世紀の栄養学は，微量栄養素としてビタミンを次々に発見し，微量元素（ミネラル）の必須性を明らかにしていった。ビタミンや無機質の生理作用の理解は，モデル動物を用いて，細胞，組織レベルでの代謝経路の解明によって著しく進展し，今日では，栄養素の多くは遺伝子の発現を制御するなど，従来考えられてきた機能を超えた，生命現象にとって本質的な機能をもっていることが明らかになりつつある（表序-1）。このようにして，栄養学は生命科学の一分野として，生化学，生理学，分子細胞生物学と共通の方法論を用いて，各種栄養素の作用機序の解明に取り組む基盤ができたとともに，ヒトにおける栄養問題の解決のためにその知識を応用し，個人の健康の保持・増進のための実践活動に生かすことができるところまで進歩してきたといえる。

　微量栄養素の発見とその代謝経路の理解は，欠乏症の予防のために必要な栄養素の必要量の研究へと発展してきた。動物を用いた基礎研究の基盤に立って欠乏症の指標が設定され，ヒトの集団における食事摂取量と欠乏症発生頻度の関連性を示す観察疫学研究および栄養素摂取量の人為的な操作による介入試験

[*1] 静岡県立大学食品栄養科学部

表序-1　食品成分と機能の関連性

食品成分	栄養素	生体における機能
三大栄養成分	タンパク質 糖質 脂質	生体の構成・調節 エネルギー・調節 エネルギー・調節
微量栄養素	無機質 ビタミン	生体の構成・調節 調節・疾病リスク低減？
機能性食品成分	—	調節？・疾病リスク低減？

のデータが，集団における推定平均必要量の算出のための「エビデンス」として集積されつつある。欠乏症のリスクを低減させるための食事摂取基準である推奨量が，多くの栄養素について，年齢，性別，身体活動レベルによって階層化されて策定されており，推奨量の摂取を目標とすることによって集団における欠乏症の発生頻度は低減できるであろう。しかしながら，栄養素の必要量は，個人の遺伝素因によって異なる可能性があり，また，個人内でも状態によってその必要量は異なることが想定される。それゆえ，個人における栄養素の不足の評価は，栄養素の摂取量の評価だけでなく，個人の健康・栄養状態の指標によって評価すること（栄養アセスメント）が必要となる。特に，摂取量の不足傾向が広く観察される栄養素（カルシウム，鉄など）や遺伝子の多型によって重篤な欠乏症を引き起こす可能性のある栄養素（葉酸など）については，欠乏症の予防のために，必要量の高まっている個人を特定することはきわめて重要である。不足する栄養素を補完するサプリメントは，この目的のためには有効に活用されるべきものであり，栄養機能食品として広く利用されるに至っている。

　一方，わが国では近年，肥満者が増加し，糖尿病の罹患率が増加していることが問題となっている。この問題はグローバルに起こっている現象であり，先進工業国だけでなく，開発途上国にとっても，現代の栄養学の最優先課題となりつつある。これには，身体活動量の低下と脂肪摂取比率の増大が関連していると推定されている。メタボリックシンドロームのような慢性代謝性疾患群の

栄養問題は，過剰栄養であり，推奨量では対応ができない。そこで，この問題に対応するために，生活習慣病のリスクを低減させるために摂取すべき栄養素の摂取量として「目標量」の概念が食事摂取基準のなかに導入された。この考え方は，エネルギー代謝を定常状態から大きく逸脱しないように維持するためには，摂取すべき炭水化物と脂質の量と質の目標量をどのように設定したらよいかという栄養学の本質的な問題と関わっている。

　たとえば，現在のわが国における平均摂取脂肪エネルギー比率は約25%であるが，これは，適当とされている脂肪エネルギー比率（目標量）20〜25%（30歳〜69歳）の上限となっている。現行の食事摂取基準（2005年版）では，肉類に多く含まれている飽和脂肪酸は，エネルギー比率で4.5〜7％の範囲になるようにという目標量が設定されている。植物油に多く含まれるn-6系の多価不飽和脂肪酸の目標量はエネルギー比率で10%未満である。主に魚油から摂取しているn-3系多価不飽和脂肪酸の1日あたりの目標量は，成人男性では2.6g以上，成人女性では2.2g以上である。すなわち，生活習慣病予防の観点から，これ以上動物性脂肪（飽和脂肪酸）の摂取比率を増大させないことと，食品として魚を見直すことが望まれている。

　このように日本人の集団に対する基準を暫定的に策定することは実践的ではあるが，一方で，それらの摂取基準の根源的な根拠となるべき日本人のエネルギー代謝，糖質代謝，脂質代謝の特性や，遺伝素因によって食事に対する応答性の違いの幅がどの程度あるのかについてのデータを，われわれは，ほとんど手にしていないということも知っておく必要がある。このことから日本人を対象とした人間栄養学の体系化が必要であり，この体系のなかには，集団に対するリスクを確率論によって評価するエビデンスに基づいた考え方（evidence-based nutrition）と，個別に健康・栄養状態を評価して個人に最適の栄養ケアを実践するという考え方（personalized nutrition）の両方が統合される必要があろう。現代の栄養学者と栄養専門職は，この困難な課題に取り組む責務がある。

　微量栄養素の研究は，もう一つの大きな課題を栄養学に投げかけた。食品に

は栄養素以外にも，ビタミン様の生理作用をもつ成分や特徴的な代謝調節機能をもつ成分が存在する。ビタミンとは，微量で体内の代謝に重要であるが，体内で合成されないか，合成されても必要量に満たないため，食事から摂取することが必要な有機化合物と定義される。したがって機能性食品に含まれる各種成分は明確な欠乏症が証明されない限り，ビタミンなどの栄養素の範疇には含まれない。しかしながら，ビタミンの食事摂取基準を策定する際にも，推奨量以外に，生活習慣病などの疾病リスクを低減させることができる目標量を示すだけのエビデンスがあるかどうかが検討されるようになってきた。それゆえ，欠乏症の認められない機能性食品成分であっても，通常の日常的な摂取量で，その生理作用が生活習慣病などの疾病リスクの低減に寄与できるという日本人におけるエビデンスが蓄積されれば，栄養素に準じた食品成分として，将来的には目標量を示すことは論理的には不可能ではないであろう（表序−1）。ただし，それまでには，人間栄養学の視点で行われる多くの観察疫学研究と臨床疫学研究が必要なことはいうまでもない。

2．食事の個別性

　食品の選択は原則として個人の裁量に任された自由な行為である。多くのメニューのなかから自由に食事を選択できるという状況を想定していただきたい。嗜好性やその時の生理的な欲求や気分によって，一人ひとりは千差万別な選択をするであろう。これもある意味では個人に対応した食品の選択といえる。しかしながら，それぞれの食品の選択が，健康の維持・増進，疾病リスクの低減といった栄養学の見地から適当であるかどうかはきわめて疑わしい。自由な食品の選択によって肥満者が増加し，微量栄養素の不足が起こることは，歴史が物語っている。食品や栄養のもつ意味や価値を理解し，体感し，実践することは，一般に考えられているほど容易なことではない。食育基本法の理念は，国民が自らの健康の維持・増進のために食品を選択する能力を身につけることにある。しかしながら，選択すべき食品の適正な量と質は個人によって異なる

ことが想定される。

　では，個人の健康の維持・増進，疾病リスクの低減のための食品選択は，何を根拠にして，どのように設定したらよいのだろうか。従来から，健常人に対しては，年齢，性別，身体活動レベルによる階層化によって策定された食事摂取基準が指針となり，個人に対するおおよその適正量が推定され，栄養・食事指導や食品選択の支援活動に運用されてきた。この方法は，個人の必要量をある程度の精度で効率よく推定し，不適切な栄養状態に陥る確率を低下させるという目的にはきわめて優れている。しかしながら，食品に含まれる栄養成分の利用効率は，それを受け入れる人間の側の状態によって異なるので，同じ階層のグループであっても必要量は各個人によって異なり，食事に対する対応も異なる。すなわち，万人に理想の食事や食品があるわけではなく，個人にとっても，いつも同じ食事や食品が最適とは限らない。また，代謝性疾患のリスク因子が蓄積してきた個人に対しては，この食事摂取基準を適用できるという保証もない。それゆえ，食品の選択がその個人にとって適当かを評価するためには，食品の摂取状況の正確なアセスメントとともに，個人の代謝・栄養状態のアセスメントをいかに効率よく，簡便にあるいは効果的に行うかがきわめて重要な意味をもっている。このような評価法が確立してはじめて，個人に対応した食品選択の妥当性が検証できるであろう。特に，生活習慣病の一次予防に対する対策としては，健康を病気に対する対立概念として捉えるのではなく，疾病リスクの大小によって，半健康，半病気などの境界領域を設定して，個人の健康状態を評価することの重要性が増している。個人の代謝・栄養状態が変動するのは正常であり，それがある「定常状態」の範囲を逸脱していないかを客観的にかつ早期に判定する技術と方法論が待望されているのである。

3．健康状態の定量化

　メタボリックシンドロームや糖尿病のような慢性の代謝性疾患は発症までに長い経過を辿る。この過程で，代謝・栄養状態が「定常状態」を逸脱すること

が繰り返されるようになり，徐々に疾患のリスクが増大して発症に至ることが想定される。健康な状態とは，代謝・栄養の「定常状態」が維持され，疾病リスクが低い状態である。これまで開発されてきた臨床検査指標の多くは，疾患の診断のためのバイオマーカーであり，健康状態を示すものではない。たとえば，糖尿病の診断と病態の判定には，空腹時血糖と血中 Hb A_{1c} 濃度が臨床的に広く利用されている。これらの診断マーカーは臨床医学的に確立されたものであり，薬物療法や栄養・食事療法の効果を評価するためには，きわめて有効である。一方，疾患のリスクを早期に判定するためには，代謝・栄養状態が「定常状態」を逸脱した履歴を判定できるバイオマーカーが必要である。疾患リスクの早期バイオマーカーとしては，従来の疾患バイオマーカーを利用することも現実的である。たとえば，Hb A_{1c} が「正常範囲」内であっても，その軽度の上昇は耐糖能の低下と関連しており，顕性糖尿病の発症リスクが増大する[1]。また，空腹時血糖の正常範囲での軽度の上昇も，6年以内の糖尿病の発症リスクの増大と関連する[2]。さらに，低 HDL コレステロール／高トリアシルグリセロールに対応する血漿リポタンパク質プロファイルは，インスリン抵抗性を示すバイオマーカーとしての有効性が期待されている[3]。しかしながら，疾病リスクの総合指標としては，これらの従来の糖・脂質代謝異常を示すバイオマーカーだけでは不十分であり，このほかに，インスリン感受性を示すバイオマーカー（血漿アディポネクチン濃度など）[4] や，炎症のプロセスを示すバイオマーカー[5] など新規の指標の開発が望まれる（図序-1）。なお，個人の代謝・栄養状態の「定常状態」は，個人によって異なることが想定されるので，健康状態の判定は，絶対的なレベルを評価するというよりも，相対的な個人内変動に焦点をあてるほうが現実的な価値が高い。すなわち，個人ごとに最適な状態を基準として設定し，それと比較することによって，現在の状態が最適な状態に向かっているのか，疾病リスクの高いほうに変化しつつあるかを判定することができればよい。個人の相対的な代謝・栄養状態の変化をモニターし，微妙な変化を精度よく，かつ再現性よく捉えられる指標の組み合わせを探索することが当座の課題である。

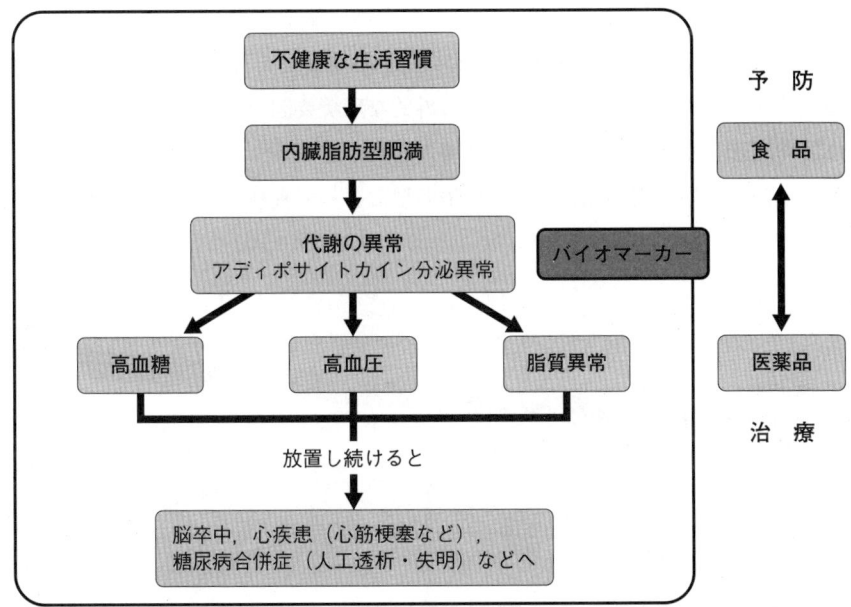

図序-1 脳・心血管疾患の発症を予防する鍵となるメタボリックシンドロームの疾患概念

4. 個別化栄養アセスメント

　個人の代謝・栄養状態を正確に評価するためには，理想的には，個人の遺伝子発現状態（トランスクリプトーム），タンパク質発現状態（プロテオーム），低分子代謝物（メタボローム）を生化学的に包括的に把握した上で，体重や行動などの生体の機能的な側面の情報をすべて統合する必要がある。このような代謝・栄養状態の概念は，「栄養指標（代謝指標）からみた表現型」〔nutritional (metabolic) phenotype〕とよばれる[6,7]（図序-2）。栄養指標からみた表現型を把握することは，健康状態を精度よく判定するために，究極の個別化栄養アセスメントを行うことを意味する。代謝指標からみた表現型は，個人の現在の

代謝・栄養状態を規定する種々の要因が複雑に絡まり合ったものである。その要因としては，個人の生来の遺伝子型が基盤として存在し，その上に，食事，ライフスタイル，社会要因などの外的な環境要因が加わり，さらに，現在までの遺伝子型と環境要因の相互作用の総和が加わる（図序-3）。遺伝子型と環境要因の相互作用の報告は，遺伝子多型によって食事に対する応答が異なる

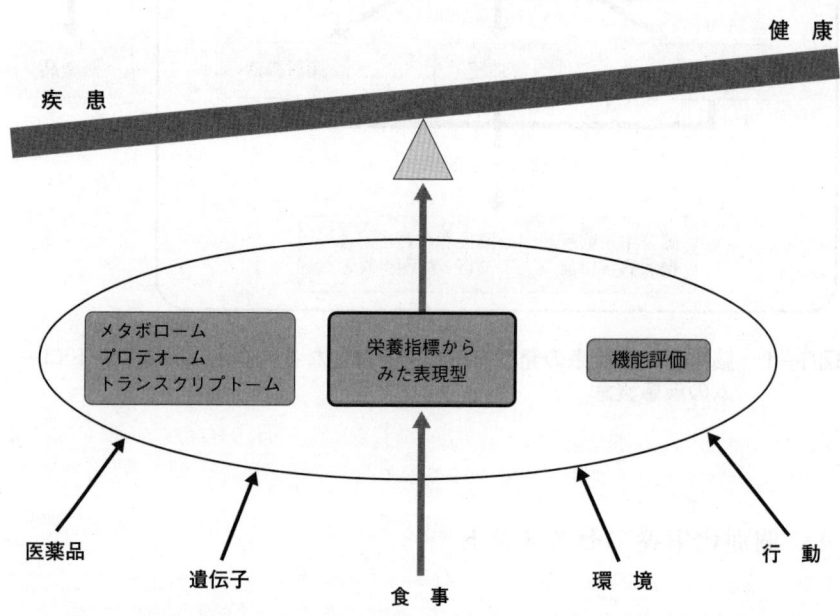

図序-2 栄養指標からみた表現型に基づいた個人の栄養・健康状態の評価

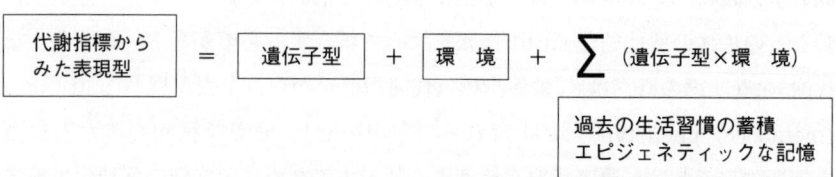

図序-3 代謝指標からみた現在の表現型を規定する要因

ことを示す研究分野（ニュートリジェネティックス：nutrigenetics）によって蓄積されつつある。また，過去の栄養状態の履歴に対する適応によって，個人の遺伝情報の発現の仕方も変化するという，栄養学的な刷り込み（nutritional imprinting），あるいはエピジェネティックな代謝の記憶（metabolic memory）という概念も確立され，その実証と分子メカニズムの解明が待たれている。

5．個人代謝プロファイル法の戦略

栄養指標からみた表現型に基づいて個人の栄養状態を「個人代謝プロファイル」として定量化することができれば，食品，医薬品，栄養ケアなどの介入試験による栄養状態の変化を客観的なアウトカム（数値の変化など）として鋭敏に捉えることができるであろうし，さらに食事などの複雑な系を対象とする臨床疫学研究の評価指標としても利用が可能になるかもしれない（図序-4）。

このような個人の栄養状態の定量化を可能にする技術革新は，近年では目覚ましいものがある。栄養素摂取状況のアセスメントのために，妥当性が検証され汎用性の高い食事調査法が開発され，電子化・自動化によって大量に入出力

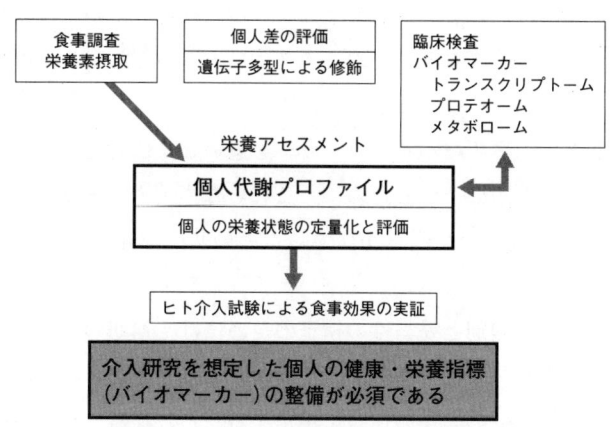

図序-4　個人対応栄養学のための基盤

することが可能になり，個人に対応した食事調査結果の即時返却も可能になってきた。方法論としては，ポストゲノム科学を自在に利用できる時代になり，情報科学も進化しているので，摂取栄養素の必要量に影響を与える遺伝子多型の情報さえあれば，少量の生体試料で必要十分な遺伝子多型の検査が可能である。また，個人の遺伝子の発現状況を，mRNAのマイクロアレイによって網羅的に解析する（トランスクリプトーム解析）技術は，生化学の手法として一般化し，その研究分野はニュートリゲノミクス（nutrigenomics）とよばれている。機能をもったタンパク質の発現を網羅的に解析する（プロテオーム解析）技術も進化しており，最近では，抗体チップを用いて多項目のタンパク質を同時に測定することによって，標的となる機能タンパク質群の包括的な解析が現実化している。さらに，高分離能・高感度検出質量分析機器の技術革新によって，体液中の低分子代謝物を網羅的に解析する（メタボローム解析）技術も急速に進みつつある。それゆえ，これらの技術を駆使すれば，個人の詳細な代謝プロファイルを作成することは，現在でも可能である。

　しかしながら，個人代謝プロファイルの本来の目的は，アセスメントの精度と予測可能性を上げることであり，臨床検査への応用を想定して開発されるべきものである。この目的からすると，個人代謝プロファイルに含まれる情報は多すぎてもよくなく，むしろ，必要十分なものに絞られていたほうがよい。トランスクリプトーム，プロテオーム，メタボロームのそれぞれの解析は，それ自身が重要なのではなく，遺伝子発現指標，タンパク質発現指標，低分子代謝物指標のなかから，重要なバイオマーカーを選別し，個別化栄養アセスメントの費用対効果を最大限に上げるために，これらのバイオマーカーをどのように組み合わせるのが最適かを明らかにするための基礎情報として必要なのである。

　バイオマーカーの選別と妥当性の検証のためには，初期の段階では，動物モデルによってメカニズムに対する仮説を検討するとともに，臨床研究に利用が可能なバイオマーカーの候補の情報を集積することになる。次の段階では，観察疫学研究および介入研究によって，バイオマーカーの妥当性を検証し，その

最適な組み合わせの評価を行うという戦略になろう。観察疫学研究および介入研究によるバイオマーカーの妥当性の評価を効率よく行うためには，多検体・多項目を同時に測定でき，安価かつ簡便でハイスループットな分析技術の開発が決定的に重要な意味をもっている。今日の栄養学者は，個別化栄養アセスメントの効率を革新的に上げるために，ゲノム科学，情報科学，および分析科学の専門家と連携し，有用なバイオマーカーを探索し，検証し，それを実践に活用するために，リーダーシップを発揮すべき立場にあると思われる。

文　献

1) Khaw K.T., Wareham N., Luben R. et al. : Glycated haemoglobin, diabetes, and mortality in men in Norfolk cohort of European prospective investigation of cancer and nutrition (EPIC-Norfork). Br Med J 2001 ; 322 ; 15-18.
2) Lyssenko V., Almgren P., Anevski D. et al. : Predictors of and longitudinal changes in insulin sensitivity and secretion preceding onset of type two diabetes. Diabetes 2005 ; 54 ; 166-174.
3) Spranger J., Kroke A., Mohlig M. et al. : Adiponectin and protection against type two diabetes mellitus. Lancet 2003 ; 361 ; 226-228.
4) Trujillo M.E., Scherer P.E. : Adiponectin-journey from an adipocyte secretory protein to biomarker of the metabolic syndrome. J Inten Med 2005 ; 257 ; 167-175.
5) Spranger J., Kroke A., Mohlig M. et al. : Inflammatory cytokines and the risk to develop type two diabetes : results of the prospective population-based European Prospective Investigation into Cancer and Nutrition(EPIC)-Potsdam Study. Diabetes 2003 ; 52 ; 812-817.
6) German J.B., Roberts M.A., Watkins S.M. : Personal metabolomics as a next generation nutritional assessment. J Nutr 2003 ; 133 ; 4260-4266.
7) Zeisel S.H., Freake H.C., Bauman D.E. et al. : The nutritional phenotype in the age of metabolomics. J Nutr 2005 ; 135 ; 1613-1616.

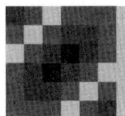

第1編

個人対応栄養学の原理と技術

第1章
人類遺伝学から見た個人対応栄養学の基盤
(小林公子)

第2章
ニュートリゲノミクスのヒトへの応用戦略
(合田敏尚)

第3章
プロテオミクスによる生活習慣病リスクバイオマーカーの探索
(内藤裕二)

第4章
抗体チップによる未病診断・食品機能性評価の新しい展開
(大澤俊彦)

第5章
個人対応栄養指標確立に向けたメタボリックプロファイリング法の重要性と可能性
(豊岡利正)

第1章 人類遺伝学から見た個人対応栄養学の基盤

小林 公子[*1]

1. ゲノムの個体差

　高血圧，糖尿病，肥満，脂質異常症，メタボリックシンドロームなどの生活習慣病の発症には，その名が示すとおり食生活，運動，飲酒，喫煙などの生活習慣が大きな影響を与えている。一方，これら生活習慣病には家族集積性があることが古くから知られていた。また，同じように生活習慣を改善してもその効果は個体によって異なる場合が多く，生活習慣病の発症には，個体がもつ遺伝要因（遺伝的個体差）も重要な役割を果たしている。

　ゲノムはよく生命の設計図にたとえられるが，私たちはヒトという種固有のゲノムをもちつつ，各々が独自のゲノムをもっている。このゲノムは親から子へ，細胞から細胞へと正確に受け継がれていく。その一方で，ゲノムは常に変化する可能性を秘めた動的なものでもある。ゲノムのなかには，SNP（single nucleotide polymorphism）とよばれる塩基置換やマイクロサテライトとよばれる単純な塩基配列の繰り返し回数の違いなどの個体差が存在する。さらに最近では，欠失や重複，ゲノムコピー数の変化も至るところで生じていることがわかってきた[1]。このような個体差を示す部位は，ヒトゲノムのなかに1,000万カ所ほど存在するといわれている。

　ゲノム研究の進展により，このゲノムの個体差が，高血圧，糖尿病，肥満などの生活習慣病の発症，薬剤の有効性や副作用の現れ方など，私たちの「健康や病気」と密接に関係していることがわかってきた[2,3]。なかでもすぐに役立

[*1] 静岡県立大学食品栄養科学部

つと期待されているゲノム情報は,抗癌剤などの薬の副作用に関係する個体差である。ある種の抗癌剤では,よく効く患者がいる一方で,強い副作用によって命を落とす人が出て大きな問題となった。薬の効果や副作用の出現には,かなり大きな個体差が存在することは以前から知られていた。異物である薬に対して,私たちはさまざまな排除機構(異物代謝機構)をもっているが,この異物代謝をつかさどる酵素の活性の個体差が,ゲノムの個体差で説明できることがわかってきた[3]。同じような症状の病気であっても,治療に必要な薬の種類や量は個体ごとに異なる。もちろん,薬の効果や副作用に影響を与える因子は多岐にわたり複雑であるので,ゲノムの個体差のみで薬の治療効果や副作用のすべてを予測できるものではない。しかし,対症療法的な薬の投与ではなく,科学的根拠に基づいて必要な薬を必要な量だけ必要な患者にといった個人に対応したテーラーメイドの薬剤投与の実現に期待が高まっている。すでに一部の癌治療においては,個体がもつゲノム情報を参考にして治療方針を立てようという試みが実施され始めている。

同様のことが栄養学の分野においても可能となりつつある。最もよい例は,メチレンテトラヒドロ葉酸還元酵素(MTHFR)の遺伝子型と葉酸摂取量との関係である。MTHFR遺伝子には,677C>T多型(Ala222Val)の存在が知られているが,TT型の酵素活性は,CC型に較べて約30%低下している。その結果血中のホモシステインが増加し,動脈硬化のリスクファクターの一つになるといわれている[4]。しかしながら,TT型であっても葉酸を多量に摂取することで酵素活性の低下を補えることがわかってきた(第7章参照)。つまり,葉酸の必要量は個体によって異なりTT型の人はCC型の人よりも多くの葉酸を摂取する必要があることになる。このことは,個体がもつゲノムの個体差を考慮にいれた個人対応栄養学の重要性を示している。

2. 食塩感受性遺伝子

高血圧は,平成18年国民健康・栄養調査によると,有病者数が約4,000万

人と報告されている。血圧値は加齢とともに上昇するので，50歳以上の成人に限ると2～3人に1人が高血圧ともいわれ，生活習慣病のなかでも最も頻度の高い疾患が高血圧である。

家系を用いた遺伝学的研究から，血圧値の個体差の30～50％が遺伝要因で説明できるといわれている[5]。一方，血圧は，神経系，内分泌系，心血管系，腎臓など，生体内のさまざまな組織・器官の複雑なネットワークの働きによって維持されているので，高血圧の成因は複雑である。また，食生活や運動，喫煙，飲酒といった環境要因（生活習慣）も血圧値の決定に大きな影響を与えている。疫学的研究から，集団レベルでみると，血圧値とナトリウム摂取量の間には正の相関，カリウム摂取量との間には負の相関がみられることが知られている[6]。しかし，ナトリウムやカリウムの摂取量が血圧値の決定に与える影響には個体差がみられる。食塩摂取量の影響を受けて血圧値が変動する「食塩感受性」の人もいれば，食塩を多量に摂取しても血圧値が上昇しない「食塩抵抗性」の人もいる。「食塩感受性」と「食塩抵抗性」に関しては，世界的に統一された定義はないが，一定期間（1週間～10日程度）食塩負荷を行ったあとの血圧値の変化で判定するのが一般的である。定義によっても異なるが，日本人では，高血圧者の20～70％が「食塩感受性」であり，正常血圧者のなかにも「食塩感受性」の人が15～50％いるといわれている。

確かに，減塩は「食塩感受性」の人にとっては高血圧の予防や治療に有効である。一方，いくら減塩をしても効果がない人もいる。さらに「食塩感受性」には人種差がみられる。米国在住の血圧値が正常の黒人に250 mmol/日の食塩負荷を1週間行ったところ，79％の人の血圧値が上昇し「食塩感受性」と判定されたが，同じ食塩負荷で血圧値が上昇した白人は26％に過ぎなかったというデータがある[7]。

元来，塩分は動物にとってなくてはならない貴重なものであるため，それを体内に保つ機構は必須であったと考えられる。特に，熱帯地域で暮らす人びとにとっては，汗とともに塩分が失われやすいため，塩分を保持する機構は重要である。以前は，このような地域で暮らす人びとのなかに高血圧の人はほとん

どいなかったらしい．しかし近年，このような地域においても食塩摂取量の増加とともに高血圧の頻度が増加している．それは彼らのなかに塩分を体内に保持しておくための遺伝子をもつ人が多いからではないか，この「塩分保持遺伝子」が「食塩感受性遺伝子」なのではないか，と推測されている．

体液量や血圧値の調節に重要なレニン-アンジオテンシン系の遺伝子，腎尿細管においてナトリウムやカリウムの再吸収と排泄に関わる遺伝子などが「食塩感受性遺伝子」の候補にあげられている[8,9]．アンジオテンシノーゲン遺伝子の Met235Thr 多型の The/Thr 型は，高血圧家系を用いた遺伝学的研究から「高血圧感受性遺伝子」の一つとして同定された[10]．

The/Thr 型の人は Met/Met 型の人に較べて血圧が高い傾向にあるが，減塩による効果を受けやすいとも報告されている[9]．また，黒人における The/Thr 型の頻度が，白人のそれよりも高いことが，黒人に「食塩感受性」の人が多いことを示す理由の一つではないかという考えもある．同様に腎尿細管の内皮で発現している α-アデューシン遺伝子の Gly460Trp 多型の Trp 型も「食塩感受性遺伝子」の候補として有力である[9]．

腎尿細管には，ナトリウムの再吸収やカリウムの排泄に関わる上皮性ナトリウムチャンネル（ENaC），Na^+-K^+-$2Cl^-$ 共輸送体（NKCC2），Na^+-Cl^- 共輸送体（NCC），内皮性カリウムチャンネル（ROMK）が存在する．これらの働きは血圧調節にとっても重要であり，「食塩感受性遺伝子」の候補となりうる．

WNK1 遺伝子と WNK4 遺伝子は，高血圧と高カリウム血症を特徴とする単一遺伝子病である偽性低アルドステロン症の原因遺伝子としてクローニングされたセリン・スレオニンキナーゼをコードする遺伝子である[11]．当初はその生理的機能は不明であったが，腎尿細管において ENaC, NCC, ROMK の働きを調節していることがわかった．WNK1 遺伝子は，選択的スプライシングにより腎臓に特異的に発現する KS-WNK1 と，さまざまな組織でユビキタスに発現している L-WNK1 の2つのアイソフォームを形成するが，KS-WNK1 は L-WNK1 の活性を阻害する作用をもつ[12]．

ラットに多量のカリウムを摂取させると KS-WNK1 の発現量が増加し，

L-WNK1 の発現量が減少することが観察されている[13,14]。L-WNK1 は ROMK がエンドサイトーシスにより細胞内に取り込まれることを促進させるとともに，WNK4 の働きを抑制することで ENaC や NCC の働きを活性化させている。カリウムの多量摂取により，KS-WNK1 が増加すると，L-WNK1 の働きが抑制されるので，ナトリウムの再吸収が減り，カリウムの排泄が促進されることになる。その結果，このラットでは血圧の低下が観察されている[12]（図1-1）。

私たちはこの WNK1 遺伝子に注目して，WNK1 遺伝子の個体差と血圧値の関連を日本人の健康な男性719人を対象として分析した。その結果，血圧値の決定に影響を与えるミスセンス変異（Met1808Ile）が検出できた。Met 型遺伝子をもつ個体の血圧値が Ile 型のホモ接合体よりも高いことから，Met 型遺伝子が血圧値の上昇に関与している可能性を考えた。

次に，ナトリウムおよびカリウムの摂取量とこの遺伝子型の組み合わせが，血圧値の決定に与える影響を分析したところ，ナトリウムとカリウム摂取量の比（Na/K 比）が高い群，すなわちナトリウム摂取量が多く，カリウム摂取量の少ないグループでは Met 型保有者の血圧値は，Ile/Ile 型のそれに比べて

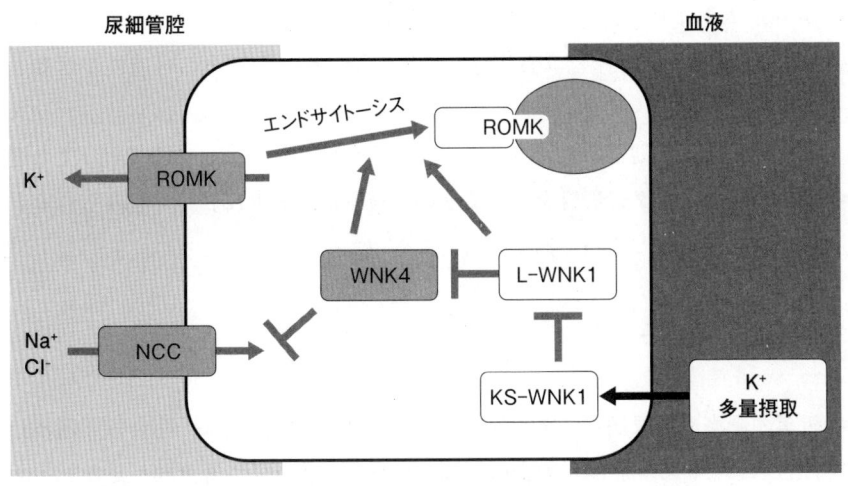

図1-1 遠位尿細管における WNK1遺伝子の働き

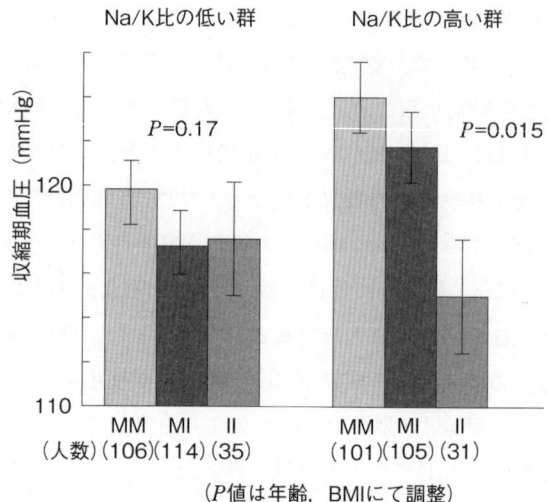

図1-2　WNK1遺伝子型と収縮期血圧

有意に高かったが，Na/K比の低い群では，Met型保有者の血圧値とIle/Ile型の血圧値の間に差はみられなかった（図1-2）。Met型保有者の血圧値は，ナトリウムおよびカリウムの摂取量の影響を受けて上昇していることから，WNK1遺伝子のMet型は「食塩感受性遺伝子」の一つである可能性が示唆された（論文投稿中）。

ラットにおいて観察されたカリウムの摂取量がKS-WNK1とL-WNK1の選択的スプライシングに影響を与えるという現象が，ヒトにおいてもみられるかどうかは興味深いところである。

3．倹約遺伝子

近年の肥満や糖尿病，メタボリックシンドロームの増加は，社会的問題として注目されている。脂肪摂取量の増加，自動車の普及による運動不足など生活環境の変化が原因としてあげられている。

今から約 45 年前に，米国の人類遺伝学者 Neel は，糖尿病患者や肥満者の増加を説明する魅力的な仮説「倹約遺伝子仮説」を提唱した[15]。元来，ヒトを含むすべての動物は，飢餓と背中合わせの状況で生きてきたはずであり，食糧にありつけたときにそのエネルギーを体内に蓄え，それらをできるだけ温存する必要があった。しかし，人間は食糧の生産や貯蔵の技術を発展させたため，エネルギーを体内に蓄えておく必要性が次第に薄れてきた。かつてはエネルギー貯蔵のために必要であった「倹約遺伝子」が飽食や運動不足の現在において，糖尿病や肥満を引き起こす原因の一つになっている可能性が高いというのである。

　米国のアリゾナ州において白人と同様の生活をしているピマ・インディアンの人びとには，糖尿病患者や肥満者の多いことが知られている。しかし，中南米の高地に住み，昔ながらの食生活と農業・酪農を続けているピマ・インディアンの人びとには，糖尿病患者はほとんどみられない。アドレナリン β_3 レセプターは，脂肪組織で多く発現し，脂肪分解や熱産生に関与している。Walston らが，ピマ・インディアンの糖尿病患者を対象に，アドレナリン β_3 レセプター遺伝子の変異を検索したところ，Trp64Arg 多型が検出された[16]。ピマ・インディアンの Arg 型のホモ接合体の 72％が糖尿病に罹患していた。また，Arg 型の遺伝子頻度は白人では 0.08 と低いのに対して，ピマ・インディアンでは，0.31 と高かった。さらに，Arg 型ホモ接合体の安静時熱代謝量は，Trp 型のホモ接合体に較べて 82kcal/日低下しており，「エネルギー倹約タイプ」であることもわかった[16]。

　これらのことより，アドレナリン β_3 レセプター遺伝子の Arg 型は，Neel の予言した「倹約遺伝子」の一つであることが示された。日本人の Arg 型の遺伝子頻度は白人とピマ・インディアンの中間の 0.19 である。白人は寒冷地において牧畜を中心とする生活を始めたため，飢餓耐性よりも寒冷に対する体温維持のために，エネルギー消費型へと遺伝子が適応していった可能性がある。一方，ピマ・インディアンの人びとや日本人は質素な食生活と「倹約遺伝子」を長い間守り続けてきたために，昨今の急激な生活環境の変化に遺伝子がまだ

適応できていない可能性が考えられる。アドレナリンβ_3レセプター遺伝子以外にも,熱産生やエネルギー代謝,脂肪分解などに関わる遺伝子のなかに「倹約遺伝子」とみなせる遺伝子が多数検出されている[17,18]。

私たちは,健康診断を受診した日本人539名を対象に,肥満や体格指数（BMI）との関連がすでに報告されている12種類の遺伝子を「倹約遺伝子」の候補として分析した。単独で肥満の有無や個体間のBMIの違いを説明できる遺伝子を検出することはできなかったが,調べた12種類の遺伝子のなかから,BMIの上昇と関連もしくは関連傾向を示す遺伝子型を5つ選び,それらを肥満のリスク遺伝子型と仮定して分析を行ったところ,リスク遺伝子型を多く保有する個体ほど,BMIが高くなることがわかった（表1-1）。すなわち,それぞれの遺伝子単独での作用は小さいが,それらが積み重なることでBMIの決定や肥満に影響を与えていることが考えられた。BMIの決定や肥満の原因として食生活は重要である。残念ながら,この分析対象となった539名の被験者については食事調査が実施できていないが,生活習慣アンケートにより「過食しないように注意しているか」と尋ねたところ,リスク遺伝子型を4個以上保有し,かつ「注意していない」と回答した人の全員が肥満（BMI $\geq$ 25）であった。一方,リスク遺伝子型を4個以上保有していても「注意している」と回答した人たちにおける肥満の頻度は,保有する

表1-1　リスク遺伝子型の保有数とBMI

リスク遺伝子型保有数	人数	BMI (kg/m^2)	
0	1	21.7	
1	61	22.5 ± 3.2	$P<0.0001$
2	237	24.1 ± 2.9	
3	189	24.2 ± 3.0	
4	46	24.9 ± 3.0	
5	5	27.8 ± 2.6	

リスク遺伝子型：*UCP2*-866GG, *UCP3*-55CT or -55TT, アディポネクチン45TT, *ALAP* 528Lys/Lys, *PPARG* 12Pro/Pro or 12Pro/Ala

リスク遺伝子型が3個以下の人たちとほぼ同じであった。本研究の被験者においてリスク遺伝子型を4個以上もつ人は51名と少なく、また主観的要素の強いアンケートであるために科学的な考察はできないが、リスク遺伝子型を複数あわせもっていても、過食しないよう食生活に配慮することは、肥満の予防にとって有効であるようだ。糖尿病や肥満の感受性遺伝子 (「倹約遺伝子」など) と食事調査を組み合わせた分析を行い、食生活と遺伝子の相互作用が糖尿病の発症や肥満に与える影響についてさらに研究を積み重ねていく必要がある。すでにこのような研究が世界中で行われつつある[19]。

4. ゲノム研究の進展と糖尿病感受性遺伝子の同定

　高血圧や糖尿病のような生活習慣病の感受性遺伝子を同定するために、候補遺伝子を用いた関連解析 (case-control study) が世界中で活発に行われてきた。「食塩感受性遺伝子」の項で述べた α-アデューシン遺伝子や、「倹約遺伝子」の項で述べたアドレナリン β_3 レセプター遺伝子などもこのようなアプローチによって検出されたものである。

　現在までに、多くの候補遺伝子と生活習慣病の関連が報告されてきたが、分析の対象とした集団や民族が異なると結果も異なることが多かった。その理由として生活習慣病の感受性遺伝子は、個々の遺伝子の影響があまり大きくなく、むしろ小さいこと、さらに他の遺伝子の影響や食生活をはじめとする環境要因が複雑に絡んで遺伝子の影響を修飾するためだと思われる。さらに高血圧や糖尿病などの生活習慣病の発症メカニズムについてはまだ不明な点も多く、候補遺伝子からのアプローチだけでは重要なリスク遺伝子を見逃す可能性もある。

　最近の遺伝子分析技術の飛躍的な進歩を受けて、候補遺伝子にとらわれずゲノムワイド関連解析 (GWAS: genome wide association study) とよばれる手法を使って、ゲノム上のSNPを5万個、10万個といった単位で網羅的に分析することにより生活習慣病の感受性遺伝子を探索することが可能となった[2]。もちろん、大規模な設備や多数の検体を必要とするため単独の施設で実施する

ことは困難であり，多施設の共同研究が必要となる．また，疑陽性や疑陰性を排除するための研究デザインも重要である．

2007年に，英国のWellcome Trustグループは，7つのありふれた疾患（1型糖尿病，2型糖尿病，高血圧，心筋梗塞，リウマチ様関節炎，クローン病）についてそれぞれ，2,000人の患者と3,000人の健常者を対象としてゲノムワイド関連解析を行い，1型糖尿病，2型糖尿病，クローン病の感受性遺伝子を同定することに成功した[20]．この研究により検出された2型糖尿病の感受性遺伝子（TCF7L2, KCNJ11, PPARG, IGF2BP, HHEX, CDKAL1遺伝子など）は，米国，ドイツおよびフィンランドにおける同様のゲノムワイド関連解析でも2型糖尿病との関連が確認されている[21-23]．日本人においても，これらの遺伝子と2型糖尿病との関連が分析され，ほとんどの遺伝子が感受性遺伝子の一つとみなせることが示された[24,25]．

一方，日本でも，文部科学省の「ミレニアムプロジェクト」や「オーダーメイド医療実現化プロジェクト」の一環として，ゲノムワイド関連解析による「糖尿病感受性遺伝子」の探索が行われてきた．最近，国立国際医療センターのチームと理化学研究所のチームがそれぞれ独立に，2型糖尿病の感受性遺伝子としてKCNQ1遺伝子を同定した[26,27]．

KCNQ1遺伝子の日本人における2型糖尿病発症に対するオッズ比は1.4と算出され，日本人で今までに確認された「糖尿病感受性遺伝子」のなかでは，オッズ比が一番高い．KCNQ1遺伝子は，細胞の内外におけるカリウム電流を調節するチャンネルを構成するサブユニットの一つをコードし，遺伝性不整脈として知られるQT延長症候群の原因遺伝子の一つでもあり，心筋において重要な役割を果たしていることは知られていた．しかし，膵臓における発現の有無や糖尿病との関係については知られておらず，候補遺伝子からのアプローチでは検出不可能な糖尿病感受性遺伝子であったともいえる．

現時点では，KCNQ1は膵臓におけるインスリン分泌の調節に関わっている可能性が推察されている[27]．しかしながら，このKCNQ1遺伝子は，当初の白人における大規模なゲノムワイド関連解析では，2型糖尿病の感受性遺伝子と

して検出されていない。その理由の一つとして，日本人と白人におけるアリル頻度の違いがある。日本人においてリスクアリルと同定されたアリルの頻度は，白人ではコントロール集団においても0.9を超えている。すなわち，日本人におけるリスクアリルは，ほとんどの白人が保有していることがわかる。

このように，集団を対象とした関連解析において感受性遺伝子が検出できるかどうかには，集団内でのリスクアリルの頻度が重要となる。その頻度が低過ぎる，もしくは白人におけるKCNQ1遺伝子の場合のように高過ぎる場合には，ゲノムワイド関連解析では感受性遺伝子として検出できないことになる。人口寄与危険度の算出により，KCNQ1の遺伝子型で日本人の2型糖尿病患者の20％の発症を説明できると推定されているが，リスクアリルの頻度は健常者集団においても0.6と高い[26,27]。すなわち，このリスクアリルをもっていても糖尿病を発症しない人が多くいることも事実である。今後，このリスクアリルの有無と食生活をはじめとした生活習慣の相互作用を分析し，リスクアリルをもっていても糖尿病を発症していない人たちの特徴がわかれば，糖尿病の新たな予防法の開発につながる可能性がある。

5．まとめ

ヒトゲノム研究の進展により，高血圧，糖尿病，肥満などの生活習慣病発症に関与する感受性遺伝子（リスクアリル）が同定され，従来「体質」というあいまいな概念でとらえられていたものを，ゲノムの個体差という科学的な指標を用いて説明することが可能になってきた。しかしながら，すでに述べたように生活習慣病の発症に関わる遺伝要因は複雑で，それ単独では効果の弱い遺伝子がほとんどである。また，疾患の発症には，多数の遺伝子と食生活をはじめとする生活習慣などの環境要因が複雑に関係し合っているので，感受性遺伝子が同定されても，その寄与率は個体ごとに異なり，「食塩感受性遺伝子」や「倹約遺伝子」を一つや二つもつということが，すぐに高血圧や糖尿病の発症につながるものではない。それぞれの遺伝子の効果は，個体ごとに，また個体の置

かれる環境（生活習慣）によって変わることが多い。しかしながら，食事に気をつけていてもなかなか痩せられない人もいれば，太りたくても太れない人がいる。高血圧と診断され塩分制限をしても，効果のある人とない人がいることも事実である。

　高血圧や糖尿病のように，ありふれてはいるが複雑な疾患の発症原因を明らかにし，予防法を確立するためには，生命全体さらにそれを取り巻く環境のすべてをシステムとしてとらえ，広い視野に立って研究を進めていく必要がある。私たちがもつ個性（individuality）の基盤となるゲノム情報のなかには，複雑な生命現象を理解するためのヒント，さらに私たちの健康の維持・増進に役立つ情報が詰まっているに違いない。

文　献

1) Sebat J., Lakshmi B., Troge J. et al. : Large-scale copy number polymorphism in the human genome. Science 2004 ; 305 ; 525-528.
2) Manolio T.A., Brooks L.D., Collins F.S. : A HapMap harvest of insights into the genetics of common disease. J Clin Invest 2008 ; 118 ; 1590-1605.
3) Weinshilboum R. : Inheritance and drug response. N Engl J Med 2003 ; 348 ; 529-537.
4) Klerk M., Verhoef P., Clarke R. et al. : MTHFR 677C→T polymorphism and risk of coronary heart disease : a meta-analysis. JAMA 2002 ; 288 ; 2023-2031.
5) Ward R. : Familial aggregation and genetic epidemiology of blood pressure. In : Hypertension Pathophysiology, Diagnosis, and Management, Laragh J.H., Brenner B.M. (ed), Raven press, New York, 1995.
6) Khaw K.T., Barrett-Connor E. : The association between blood pressure, age, and dietary sodium and potassium : a population study. Circulation 1988 ; 77 ; 53-61.
7) Morris R.C. Jr, Schmidlin O., Frassetto L.A. et al. : Relationship and interaction between sodium and potassium. J Am Coll Nutr 2006 ; 25 ; 262S-270S.
8) Katsuya T., Ishikawa K., Sugimoto K. et al. : Salt sensitivity of Japanese from the viewpoint of gene polymorphism. Hypertens Res 2003 ; 26 ; 521-525.
9) Beeks E., Kessels A.G., Kroon A.A. et al. : Genetic predisposition to salt-

sensitivity : a systematic review. J Hypertens 2004 ; 22 ; 1243-1249.
10) Wilson F.H., Disse-Nicodeme S., Choate K.A. et al. : Human hypertension caused by mutations in WNK kinases. Science 2001 ; 293 ; 1107-1112.
11) Jeunemaitre X., Soubrier F., Kotelevtsev Y. et al. : Molecular basis of human hypertension : role of angiotensinogen. Cell 1992 ; 71 ; 169-180.
12) Wade J.B., Fang L., Liu J. et al. : WNK1 kinase isoform switch regulates renal potassium excretion. Proc Natl Acad Sci USA 2006 ; 103 ; 8558-8563.
13) Subramanya A.R., Yang C.L., McCormick J.A. et al. : WNK kinases regulate sodium chloride and potassium transport by the aldosterone-sensitive distal nephron. Kidney Int 2006 ; 70 ; 630-634.
14) McCormick J.A., Yang C.L., Ellison D.H. : WNK kinases and renal sodium transport in health and disease : an integrated view. Hypertension 2008 ; 51 ; 588-596.
15) Neel J.V. : Diabetes mellitus a "thrifty" genotype rendered detrimental by "progress"? Am J Hum Genet 1962 ; 14 ; 352-353.
16) Walston J., Silver K., Bogardus C. et al. : Time of onset of non-insulin-dependent diabetes mellitus and genetic variation in the beta 3-adrenergic-receptor gene. N Engl J Med 1995 ; 333 ; 343-347.
17) Kagawa Y., Yanagisawa Y., Hasegawa K. et al. : Single nucleotide polymorphisms of thrifty genes for energy metabolism : evolutionary origins and prospects for intervention to prevent obesity-related diseases. Biochem Biophys Res Commun 2002 ; 295 ; 207-222.
18) Kadowaki T., Hara K., Yamauchi T. et al. : Molecular mechanism of insulin resistance and obesity. Exp Biol Med 2003 ; 228 : 1111-1117.
19) Ordovas J.M., Tai E.S. : Why study gene-environment interactions? Curr Opin Lipidol 2008 ; 19 ; 158-167.
20) Wellcome Trust Case Control Consortium : Genome-wide association study of 14,000 cases of seven common diseases and 3,000 shared controls. Nature 2007 ; 447 ; 661-678.
21) Saxena R., Voight B.F., Lyssenko V. et al. : Genome-wide association analysis identifies loci for type 2 diabetes and triglyceride levels. Science 2007 ; 316 ; 331-336.
22) Zeggini E., Weedon M.N., Lindgren C.M. et al. : Replication of genome-wide association signals in UK samples reveals risk loci for type 2 diabetes. Science 2007 ; 316 ; 1336-1341.

23) Scott L.J., Mohlke K.L., Bonnycastle L.L. et al. : A genome-wide association study of type 2 diabetes in Finns detects multiple susceptibility variants. Science 2007 ; 316 ; 1341-1345.
24) Omori S., Tanaka Y., Takahashi A. et al. : Association of CDKAL1, IGF2BP2, CDKN2A/B, HHEX, SLC30A8, and KCNJ11 with susceptibility to type 2 diabetes in a Japanese population. Diabetes 2008 ; 57 ; 791-795.
25) Tabara Y., Osawa H., Kawamoto R. et al. : Replication study of candidate genes associated with type 2 diabetes based on genome-wide screening. Diabetes 2009 ; 58 ; 493-498.
26) Yasuda K., Miyake K., Horikawa Y. et al. : Variants in KCNQ1 are associated with susceptibility to type 2 diabetes mellitus. Nat Genet 2008 ; 40 ; 1092-1097.
27) Unoki H., Takahashi A., Kawaguchi T. et al. : SNPs in KCNQ1 are associated with susceptibility to type 2 diabetes in East Asian and European populations. Nat Genet 2008 ; 40 ; 1098-1102.

第2章 ニュートリゲノミクスのヒトへの応用戦略

合田 敏尚[*1]

1. ニュートリゲノミクスの二つのアプローチ

　ニュートリゲノミクスは食品成分の摂取に伴って起こる，mRNA発現量の変動を網羅的に解析する手法であり，その活用には二通りの異なった立場がある。第一の立場は，メカニズム解析を目的としたものであり，分子栄養学の研究によって蓄積されてきた栄養素のシグナル伝達機構の仮説を検証するために威力を発揮する。もう一つの立場は，バイオマーカーのプロファイリングを目的としたものである[1]。

(1) メカニズムの解析手法としてのニュートリゲノミクス

　栄養素の作用機構の分子レベルでの研究は，分子栄養学とよばれ，脂溶性ビタミンの核内受容体の発見を転機に急速に進み，多くの栄養素が遺伝子発現を調節するシグナル因子として作用することが明らかにされた（図2-1）。ステロイドホルモンの作用機構は，特異的な核内受容体に結合することによって複数の標的遺伝子の発現を促進するというものであるが，その概念はいくつかの脂溶性栄養素へと拡大された。

　脂溶性ビタミンのうち，ビタミンAとビタミンDは核内受容体スーパーファミリーに属するRAR（retinoic acid receptor），RXR（retinoid X recepter）およびVDR（vitamin D recepter）を介して生理作用を示す。生体内の脂溶性低分子としては，脂肪酸やコレステロール前駆体あるいはそれらの代謝産物

[*1] 静岡県立大学食品栄養科学部

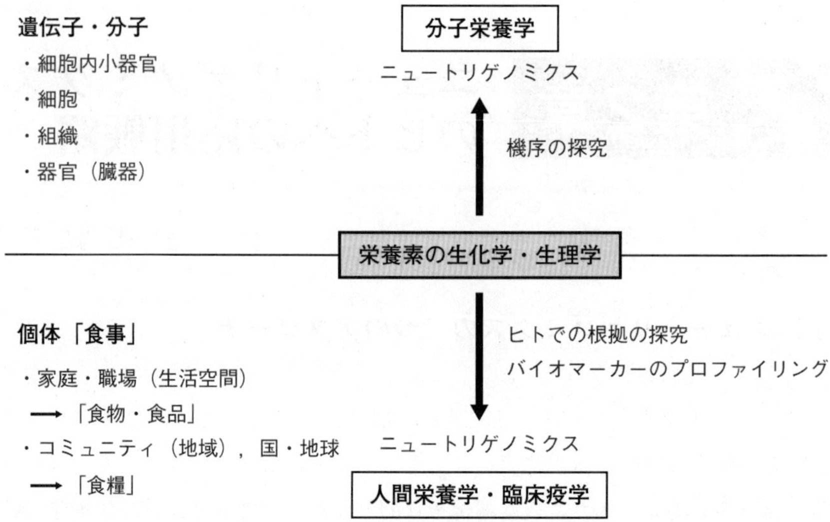

遺伝子・分子

- 細胞内小器官
- 細胞
- 組織
- 器官（臓器）

分子栄養学

ニュートリゲノミクス

↑ 機序の探究

―――― 栄養素の生化学・生理学 ――――

↓ ヒトでの根拠の探究
バイオマーカーのプロファイリング

個体「食事」

- 家庭・職場（生活空間）
  → 「食物・食品」
- コミュニティ（地域），国・地球
  → 「食糧」

ニュートリゲノミクス

人間栄養学・臨床疫学

図2-1　栄養学におけるニュートリゲノミクスの活用の視点

が数多く存在するが，これらの代謝中間体のなかにも，脂肪酸およびエイコサノイドをはじめとして転写因子型核内受容体のリガンドとみなし得るものが見出されている。脂肪酸もやはり核内受容体スーパーファミリーの一員であるPPAR（peroxisome proliferator-activated receptor）のリガンドとして転写調節にあずかる。さらに，コレステロールの胆汁酸への代謝・排出経路を調節する核内受容体が二つ発見されている（図2-2）。LXR（liver X receptor）はオキシステロールをリガンドとして結合する核内受容体であり，コレステロールから胆汁酸への代謝を促進する。FXR（farnesoid X receptor）は回腸における胆汁酸再吸収を促進し，肝臓における胆汁酸産生を抑制するセンサー分子として働く胆汁酸の核内受容体である。

脂肪酸，コレステロール，胆汁酸の核内受容体の存在は，細胞内の栄養素・代謝産物がシグナル分子として自身の細胞の遺伝子発現を変えて，細胞の機能や代謝状態を調節するという新しい概念を生み出した。この代謝制御機構は，

活性化因子	核内受容体	シグナル伝達様式	
ステロイドホルモン	ER, GR etc		
ビタミンA	RAR, RXR	endocrine	内分泌
ビタミンD	VDR		
脂肪酸	PPAR		
コレステロール	LXR	intracrine	細胞内分泌
胆汁酸	FXR		

シグナル分子としての栄養素・代謝産物 ⟷ 薬剤

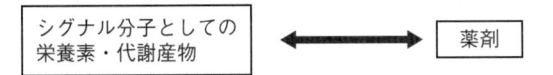

図2-2 核内受容体を介した脂溶性因子のシグナル伝達経路

内分泌 (endocrine), 傍分泌 (paracrine) と対比して, 細胞内分泌 (intracrine) とでもよぶべきものであろう。これらの核内受容体を介したシグナル伝達機構を, 効率よく, しかも代謝の全体像のなかで生理学的な意義を含めて理解しようとすると, mRNA (トランスクリプトーム) や低分子代謝物 (メタボローム) などの包括的な解析が有効となる。

単一の分子や特定のシグナル経路に焦点を当てて, 仮説を検証するという戦略で積み上げられてきた従来の生命科学研究の手法では, 解析対象とした個々の生命現象を, 個体の代謝全体のなかでの重要度を位置づけながら統合することが難しい。

ニュートリゲノミクスなどの包括的な解析は, 従来知られていたシグナル伝達経路の断片的な知識を, 組織, 器官あるいは個体まるごとのシステム全体のなかで再構成し, 統合するための第一のステップである。特に遺伝子組換え動物を用いて組織特異的なシグナル伝達機構を解析する時には, 費用対効果の優れた方法となる。薬剤や食品成分の作用を共通の分子機構で説明するためにも有用な情報を提供してくれる。しかしながら, この目的のために利用できるヒトの組織は限られており, ほとんどの研究は, 動物モデルを利用して行わざる

を得ないというきわめて大きな欠点がある。動物モデルはヒトでの栄養現象の一部を再現したものに過ぎず,個人対応栄養学の「エビデンス」は,この研究手法からは生み出すことはできない。

(2) バイオマーカーのプロファイリング情報源としてのニュートリゲノミクス

　ニュートリゲノミクスの手法によるmRNA発現量の変動の網羅的な解析は,疾患の発症や進展に関連する健康指標(バイオマーカー)の探索のためにも効果的に活用することができる。限られた生体試料で最も効率よく健康・栄養状態をアセスメントするバイオマーカーのセットを開発するという戦略が効果的である。このアプローチが人間栄養学の進展には重要な鍵を握っている。バイオマーカーのプロファイリングを目的としたニュートリゲノミクスは,これまでは,特に癌の研究領域で進んでおり,癌疾患バイオマーカーの一部はすでに診断や治療方針の選択の目的で臨床応用されている[2]。

　次世代バイオマーカーのプロファイリングの標的は慢性代謝性疾患の前疾患バイオマーカーであろう。それを開発するための戦略は,①糖尿病,心血管疾患などの慢性代謝性疾患の初期の代謝の変化を捉えるバイオマーカー(群)を,動物モデルを用いて探索し,②効果的なバイオマーカーの組み合わせの候補を推定するとともに,③メカニズムの解析によって疾患発症プロセスにおけるそのバイオマーカーの位置づけを明らかにし,さらに,④臨床試験によってバイオマーカーの妥当性を検証する,という手順となる。将来的には,疾患リスクを評価するためのバイオマーカーの組み合わせのセットを開発し,個人の健康度の推移を個人プロファイルとしてモニターできるようになるであろう。

　ニュートリゲノミクス以外にも,プロテオミクスやメタボロミクスの手法は,いずれも疾病リスクと関わるバイオマーカーを網羅的に検索するものであり,臨床疫学研究に最も効果的に利用できるバイオマーカーの組み合わせを確立するための基盤技術として人間栄養学研究のために威力を発揮する潜在力がある[3]。

2．人間栄養学におけるニュートリゲノミクスの意義

（1）現代における人間栄養学の課題

　日本人の平均寿命は現在世界のトップレベルで，男性は79歳，女性は86歳である。しかしながら，介護を受けるまでの年齢，すなわち「健康寿命」は男性で平均72歳，女性で平均78歳であるので，介護を必要とする期間は平均で7年以上もあることになる。これからは健康寿命という考え方が重要であり，厚生労働省の「健康フロンティア戦略」でも，2005年からの10年間に健康寿命を2年伸ばすことが目標になっている。

　高齢者の寝たきりの原因の第一は脳血管疾患であり，高齢者の医療費の多くが循環器疾患，内分泌・栄養代謝疾患といった生活習慣病に費やされているという現代のわが国の状況を考えると，人間栄養学が優先的に取り組む課題は，メタボリックシンドロームに代表される慢性代謝疾患のリスク低減および一次予防であろう。この点からは，最終的にヒトでのエビデンスの集積に応用できる糖尿病・糖代謝関連リスクと肥満関連代謝異常リスクの評価指標を整備することの優先順位は高い。さらに，今後，重点的な取り組みが期待される重要な課題としては，食品成分の「栄養素」の概念を拡大させるために必要な生理活性評価指標の整備がある。たとえば，食品成分の抗酸化活性を測定する原理は開発されているが，その原理をヒトの生体試料の抗酸化能を示すバイオマーカーの開発に活用し，その妥当性を日本人で検証するような質の高い臨床疫学研究が未だ行われていない。

　また，重要性が指摘されているにもかかわらず，研究が遅れている人間栄養学の課題としては，高齢者の栄養指標がある。加齢により食事に対する適応能力の範囲が狭くなり，過剰栄養による肥満者が増加するとともに，低栄養に陥る割合も高くなり，個別の栄養管理の必要性が増してくる。若年成人で妥当性が検証された身体計測値や臨床検査指標が高齢者にも外挿できるかは自明ではなく，高齢者における栄養指標は，疾患リスクとともに，生活自立度，生活の質，

認知機能などを統合した新たな評価指標と栄養指標との関連性を示す人間栄養学研究のデータを積み重ねてはじめてその妥当性を検証することができる。

個別化した栄養管理のためには，個人の健康・栄養状態を的確な指標を用いて判定することが前提になる。その指標の組み合わせを最適化するための方法論として，個人の状態を可能な限り包括的に把握するプロファイル法が有効であり，今日では，このプロファイリングを目的としたデータの収集のために，ポストゲノム科学と情報科学を統合した新規技術であるニュートリゲノミクス，プロテオミクス，メタボロミクスが活用できるようになってきた。

(2) 人間栄養学研究へのニュートリゲノミクスの応用

ヒトを対象とした栄養学の研究への応用を想定すると，最終的な評価指標となるバイオマーカーは，ヒトで入手が可能な試料を用いて測定できるものでなければならないという制約がある。バイオマーカーの測定が可能な生体試料としては，侵襲の少ないものとして，尿，唾液，毛髪などがあるが，尿と唾液には遺伝子発現をモニターすべき細胞が十分でなく，毛髪は体内の代謝・栄養状態の変化を短期的に示すバイオマーカーを探索するには不適当である。それゆえ，ニュートリゲノミクスのヒトへの応用例は，個体あるいは組織における代謝状態の変化を遺伝子発現の変化として捉えられると期待でき，倫理的に採取が可能な組織に限られている。

1）脂肪組織

脂肪組織は皮下から生検（バイオプシー）のために採取することが可能である。痛みを伴う上，少量しかとれず，調製したRNAの質が劣るという欠点があるため，脂肪組織はバイオマーカー測定対象組織とはならないが，これまで，肥満者に対する摂取エネルギー制限の効果を脂肪組織のトランスクリプトーム解析によって評価した報告がある[4]。

この研究では，28日間のエネルギー制限により，脂肪組織においては，炎症関連遺伝子群の発現が一様に低下し，抗炎症関連遺伝子群の発現が上昇する

というように，ヒトにおける肥満と炎症の関連性が明確に示された．

2）骨格筋

骨格筋も生検のために採取することが可能である．脂肪組織と同様に採取にあたって侵襲が多いので，骨格筋はバイオマーカー測定対象組織とはならないが，これまで，インスリン抵抗性を示す糖尿病患者の骨格筋におけるトランスクリプトーム解析を行った研究例がある．

この研究から，糖尿病患者では骨格筋における酸化的リン酸化やミトコンドリア機能に関する遺伝子発現が著しく低下していることが明らかにされた[5]．また，健常者に高脂肪食を3日間摂取させた後に骨格筋におけるトランスクリプトーム解析を行った報告があり，この場合も上記の遺伝子群の発現が低下すると同時に，これらの遺伝子の共通の調節因子である転写因子（PGC1）の発現量が減少することが明らかにされた[6]．

これらの研究は，マウスでのモデル実験から想定された骨格筋における代謝制御メカニズムの基本的な概念が，ヒトでも適用できることを実証したという点で意義深い．

3）末梢血白血球

脂肪組織や骨格筋とは異なり，血液は採取にあたり侵襲が比較的少なく，臨床検査に一般的に利用されている生体試料である．血液は赤血球，白血球，血小板などの細胞を含むが，このなかで，核をもちmRNA発現量の変動が観察できるのは白血球である．

血液は通常の臨床検査用試料として保健，医療における位置づけが確立しているので，血液の指標を健康・栄養状態の経時的な変化を解析する臨床研究や，食事，薬剤，栄養管理などの介入研究に利用することには，倫理面での困難はない．末梢血白血球におけるトランスクリプトームの解析は，疾患特異的バイオマーカーの探索を目的として行われてきており，これまでに，疾患に特異的な遺伝子発現の変化が末梢血白血球でも認められることが，乳がん[7]，急性前

骨髄性白血病[8]の患者の研究から明らかにされた。

　血糖値の変動を想定すると理解しやすいように，血液は体内の代謝状態を反映して，ある範囲内で恒常性を保ちながら成分が変化する。血液成分の組成は，病態によっても変化するが，食事や身体活動のような活動によっても日常的に大きく変動する。末梢血白血球を取り巻く血液内環境は，個体の代謝状態によって変動するわけであり，その変化に対応して末梢血白血球の遺伝子発現が変化する可能性が考えられる。

　白血球はきわめて応答性の高い細胞であるため，遺伝子発現の解析のためには，採血後，直ちにmRNA発現を停止させる処理を行う必要がある。したがって，現在の技術では，末梢血白血球の構成細胞（好中球，リンパ球，単球，マクロファージなど）ごとにトランスクリプトームの解析を行うことができない。すなわち，複数の種類の白血球の遺伝子発現を総和で評価したものという制限はあるが，末梢血白血球のトランスクリプトームの解析は，血液の性状の変化として表現される体内代謝・栄養状態の履歴を示す機能的な指標を探索するための貴重なデータを提供してくれることが期待される。

　これまで，血液試料をヒトにおける代謝性疾患のニュートリゲノミクスへ応用した例は報告されていない。健常者および代謝性疾患リスク者，顕性患者の治療前後など，さまざまな被験者について末梢血白血球のトランスクリプトームの解析を行うことによって，定常状態から逸脱した栄養・代謝状態の履歴を評価できる全く新しいタイプのバイオマーカーが発見できる可能性がある。

　末梢血白血球の遺伝子発現は個人間の変動が大きいが，個人内の変動は小さいという報告がある[9]ので，末梢血白血球のトランスクリプトームの解析は，介入試験の前後の個人内比較をクロスオーバーデザインで行うことによって，効果的なバイオマーカーの探索ツールになるものと推定される。

3. 末梢血白血球における糖代謝関連バイオマーカーの探索

(1) 期待される血糖関連指標

　上述した戦略に従い，著者らは末梢血白血球の遺伝子発現の解析によって，従来の血糖関連指標では評価の難しかった糖代謝関連バイオマーカーの探索に取り組んできた。従来から，糖尿病の病態および発症リスクを評価する血糖関連指標としては，空腹時血糖と糖化ヘモグロビンが用いられ，耐糖能の異常が疑われた時に糖負荷試験を行い，2時間後までの血糖値の推移をみることが標準的な診断法である。しかしながら，これらの指標では，断続的な食後高血糖の履歴をスクリーニングすることは難しく，短期的な糖化速度の変化は見過ごされ，糖尿病の病態の進行に伴う合併症の予後を推定することも困難である。

　糖尿病には慢性の炎症が関連していることが知られており，合併症の進展にも炎症の関与が推定される。慢性の炎症は，組織に炎症の原因となる刺激が持続している時に起こるものであり，糖尿病では，この炎症の惹起に関与する持続刺激として高血糖が推定される。それゆえ，糖尿病の病態の進行に伴う合併症の予後を推定するためには，高血糖により促進される炎症をモニターできる指標を開発することが望ましい（表2-1）。これらの新規のバイオマーカーの探索には，末梢血白血球におけるトランスクリプトームとプロテオームの解析のいずれの方法も有効と考えられたが，著者らは，まず，トランスクリプトームの解析を通してバイオマーカーによるプロファイリングの方法論を整備することを試みた。

(2) 動物モデルにおける高血糖誘導による末梢血白血球トランスクリプトームの変化

　短期間の血糖上昇の履歴を鋭敏に検出するバイオマーカーを検索するために，著者らはまずストレプトゾトシン投与によって高血糖を誘導した直後における血球遺伝子発現の変化を検討した[10]。6週齢のウィスター系雄ラットにストレプトゾトシンを腹腔内投与（40mg/kg体重）し，対照群には生理的食塩

表2-1　個人に対応した糖尿病発症リスクの評価のために期待される血糖関連指標

従来の指標
・空腹時血糖
・糖負荷試験2時間後血糖値（耐糖能）
・糖化ヘモグロビン

期待される指標（バイオマーカー）
・断続的な食後高血糖の指標
・より短期的な糖化の指標
・高血糖により促進される炎症の指標
➡ 血球細胞のトランスクリプトーム解析
　血漿中タンパク質のプロテオーム解析
　代謝産物のメタボローム解析

　水のみを腹腔内投与した。ストレプトゾトシン投与5日後における随時血糖は400mg/dLまで上昇した。ストレプトゾトシン投与の5日後に尾先端から採血し，血液をパックジーンRNA試薬と混和することによって直ちに末梢血白血球のmRNA発現を停止させた。末梢血白血球から総RNAを抽出し，遺伝子チップ（アジレント社製rat 22k）を用いて，マイクロアレイ解析を行ったところ，11,389遺伝子の発現が確認された。

　対照群に比べてストレプトゾトシン投与によって1.74倍以上に発現が上昇した遺伝子が234個検出され，57％以下に発現が減少した遺伝子の数は17個であった。ストレプトゾトシン投与によって遺伝子発現が上昇した遺伝子を，推定される機能によって分類してみると，機能が推定できる遺伝子のうち，シグナル伝達関連の遺伝子群が29％，エネルギー／代謝関連の遺伝子群が19％と高い割合を示した。また，タンパク質合成関連の遺伝子群は14％，クロマチン／転写関連の遺伝子群が12％であった（表2-2）。ストレプトゾトシン投与ラットで顕著に遺伝子発現が増大したシグナル伝達関連遺伝子のなかには，S100タンパク質，IL-1β（interleukin-1β），ケモカインなどの分泌型サイト

表2-2 ストレプトゾトシン投与による高血糖に伴う末梢血白血球遺伝子の発現量の変化

発現量が増大した遺伝子	
総数	234
分類可能な遺伝子	102(100%)
シグナル伝達関連	30 (29%)
エネルギー/代謝関連	19 (19%)
アポトーシス/ストレス関連	7 (7%)
生体防御関連	10 (10%)
細胞分裂関連	1 (1%)
クロマチン/転写関連	12 (12%)
糖タンパク質	3 (3%)
マトリクス/構造タンパク質	6 (6%)
タンパク質合成関連	14 (14%)
その他	3 (3%)
発現量が減少した遺伝子	17

(Fukaya N., Mochizuki K., Shimada M., Goda T. : The α-glucosidase inhibitor miglitol decreases glucose fluctuations and gene expression of inflammatory cytokines induced by hyperglycemia in peripheral leukocytes. Nutrition 2009 ; in press より引用)

カイン様因子が含まれていた(表2-3)。また,G-タンパク質やチロシンキナーゼなどの膜貫通型受容体を介したシグナルカスケードにかかわる遺伝子の多くも発現が増大した(表2-4)。

以上のように,高血糖発症初期には末梢血白血球における遺伝子の発現は顕著に増大している場合が多いことが明らかになった。特にG-タンパク質を介したシグナル伝達関連の遺伝子群の発現上昇が顕著であり,それと同時にIL-1βとS100a8/9の遺伝子発現が上昇していることが注目される。これらの分泌型サイトカイン様因子が高血糖状態を鋭敏に反映する血球遺伝子指標として有用なものかを検証するために,ストレプトゾトシン投与5日後からα-グルコシダーゼ阻害剤(ミグリトール)を飼料に添加(800mg/kg飼料)して,血糖上昇を抑制してみた。その結果,ストレプトゾトシン投与25日後には,4

表2-3　ストレプトゾトシン投与による高血糖に伴って末梢血白血球における遺伝子発現が増大したサイトカイン様因子

遺伝子(省略名)	遺伝子名	増大幅(倍)
S100a9	S100 calcium binding protein A9 (calgranulin B)	2.83
S100a8	S100 calcium binding protein A8 (calgranulin A)	2.79
Il1b	interleukin 1 beta	2.20
Ccl6	chemokine (C-C motif) ligand 6	2.08
S100a4	S100 calcium binding protein A4	2.04
S100a6	S100 calcium binding protein A6 (calcyclin)	2.00
Cklf1	chemokine-like factor 1	1.87

(Fukaya N., Mochizuki K., Shimada M., Goda T. : The α-glucosidase inhibitor miglitol decreases glucose fluctuations and gene expression of inflammatory cytokines induced by hyperglycemia in peripheral leukocytes. Nutrition 2009 ; in press より引用)

種類のS100タンパク質（S100a4, S100a6, S100a8, S100a9）およびIL-1βの遺伝子発現が有意に低下し，ストレプトゾトシンを投与しなかったラットとほぼ同じ程度になっていた[10]（図2-3）。それゆえ，これらの分泌型サイトカイン様因子が短期間の血糖上昇の履歴を鋭敏に反映する血球遺伝子指標として利用できる可能性が考えられた。

(3) 糖負荷試験による末梢血白血球トランスクリプトームの短期の変化

SD系雄ラットに低用量のストレプトゾトシンを尾静脈内投与（25mg/kg体重）すると，空腹時血糖値は170mg/dL程度と低く，スクロース負荷によって一過性に食後の高血糖（220mg/dL程度）が起こるモデルを作成することができる。そこで，このモデルを用いて，断続的な食後高血糖の履歴を鋭敏に反映する末梢血白血球トランスクリプトームのバイオマーカーを検索してみた[11]。

一過性食後高血糖モデルラットに，スクロース経口負荷（2g/kg体重）を行い，3時間後に尾静脈から血液を採取して，末梢血白血球における炎症性サイトカイン遺伝子の発現を測定してみたところ，IL-1βおよびTNF-α（tumor

表2-4 ストレプトゾトシン投与による高血糖に伴って末梢血白血球における遺伝子発現が増大したG-タンパク質/チロシンキナーゼ関連遺伝子

遺伝子(省略名)	遺伝子名	増大幅(倍)
G-タンパク質関連タンパク質		
Gng10	guanine nucleotide binding protein (G protein), gamma 10	2.89
Rgs2	regulator of G-protein signaling 2	2.08
Edg5	endothelial differentiation, sphingolipid G-protein-coupled receptor 5	1.89
Gps1	G protein pathway suppressor 1	1.75
Ras関連タンパク質		
RAP-1A	ras-related protein RAP-1A	1.78
Rassf5	rasassociation (RalGDS/AF-6) domain family 5	1.74
タンパク質キナーゼ/ホスファターゼ		
Dusp6	dual specificity phosphatase6	2.36
Pla2g7-predicted	phospholipase A2, group VII (platelet-activating factor acetylhydrolase, plasma) (predicted)	1.93
Ptpro	protein tyrosine phosphatase, receptor type, O	1.88
Ppp1cb	protein phosphatase 1, catalytic subunit, beta isoform	1.85
RGD1311147-predicted	similar to magnesium-dependent phosphatase-1 (predicted)	1.84
Impk	inositol polyphosphate multikinase	1.84
Stk25	serine/threonine kinase 25 (STE20 homolog, yeast)	1.79
Map3k8	mitogen-activated protein kinase kinase kinase 8	1.78
Ptp4a1	protein tyrosine phosphatase4a1	1.75
その他		
Khdrbs1	src associated in mitosis, 68 kDa	2.23
Calm2	calmodulin 2	2.00

(Fukaya N., Mochizuki K., Shimada M., Goda T. : The α-glucosidase inhibitor miglitol decreases glucose fluctuations and gene expression of inflammatory cytokines induced by hyperglycemia in peripheral leukocytes. Nutrition 2009 ; in press より引用)

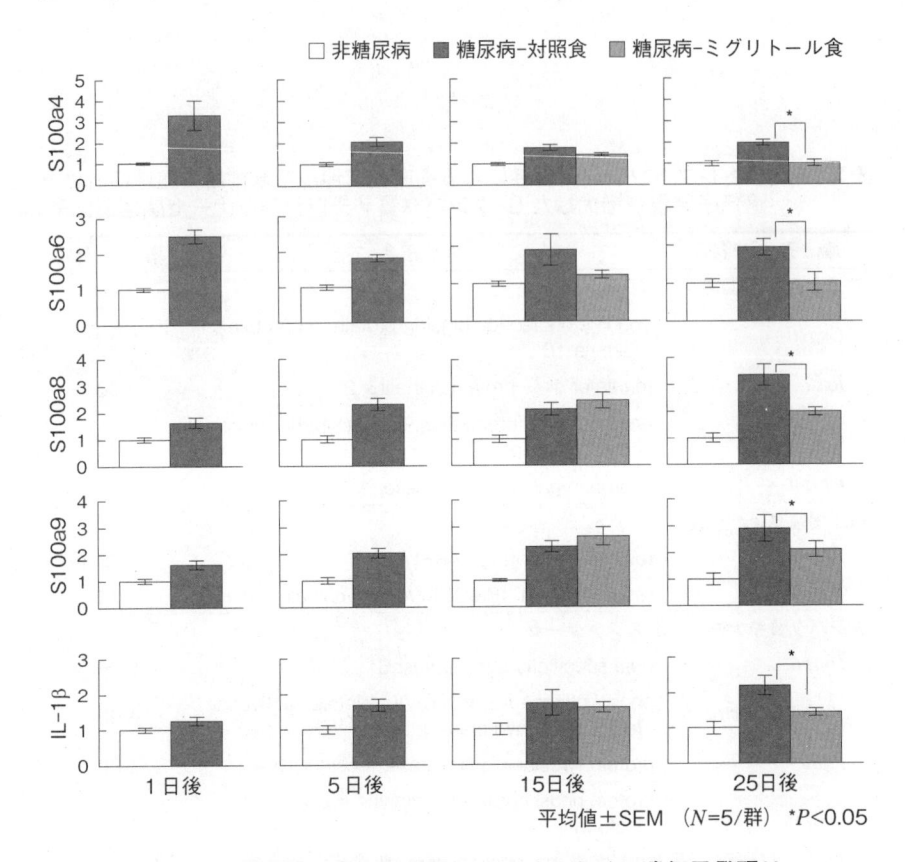

図2-3 高血糖によって上昇したサイトカイン遺伝子発現は α-グルコシダーゼ阻害剤により抑制される

(Fukaya N., Mochizuki K., Shimada M., Goda T. : The α-glucosidase inhibitor miglitol decreases glucose fluctuations and gene expression of inflammatory cytokines induced by hyperglycemia in peripheral leukocytes. Nutrition 2009 ; in press より引用)

necrosis factor-α）の mRNA 発現量が，スクロース負荷前に比べて2倍に増大していた．また，非糖尿病ラットでもスクロース経口負荷により，3時間後にはこれらの炎症性サイトカイン遺伝子の発現が増大する傾向がみられた[11]（図2-4）．スクロース経口負荷を毎日1度，3日間行い，一過性の血糖上昇を断続的に引き起こしたラットの血液を用いて血球 mRNA のマイクロアレイ

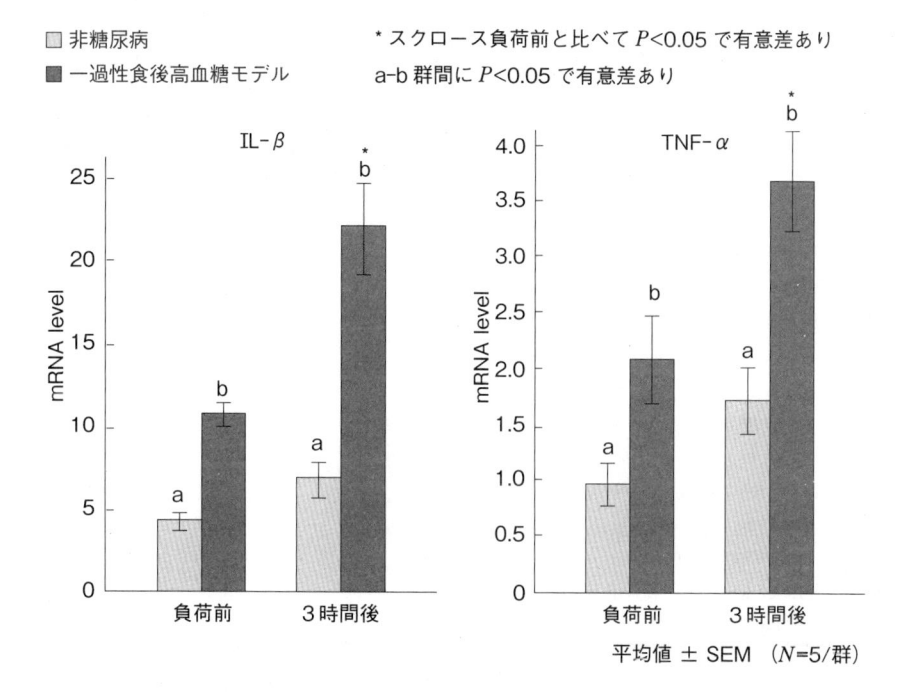

3. 末梢血白血球における糖代謝関連バイオマーカーの探索

□ 非糖尿病　　　　　　　＊スクロース負荷前と比べて $P<0.05$ で有意差あり
■ 一過性食後高血糖モデル　a-b 群間に $P<0.05$ で有意差あり

図2-4　一過性食後高血糖モデルラットにおけるスクロース負荷による末梢血白血球のIL-1β および TNF-α の遺伝子発現の増大

(Tanaka Y., Mochizuki K., Fukaya N. et al. : The α-glucosidase inhibitor miglitol suppresses postprandial hyperglycemia and interleukin-1β and tumour necrosis factor-α gene expression in rat peripheral leucocytes induced by intermittent sucrose loading. Br J Nutr 2009 ; 13 ; 1-5 より引用)

解析を行ったところ, スクロース負荷3時間後には, 炎症性サイトカインIL-1β および多くのG-タンパク質関連遺伝子群の発現が高まっていたが, スクロース負荷時にミグリトールを同時投与することによってこれらの遺伝子発現の上昇はすべて抑制された (表2-5)。

これらの結果は, 一過性食後高血糖に対して末梢血白血球は速やかに応答し, IL-1β などの炎症性サイトカインの遺伝子発現を変動させることを示唆している。すなわち, 食後高血糖は, 末梢血白血球に糖関連シグナルを介して炎症作

表2-5 ストレプトゾトシン (STZ) 低用量投与ラット (食後高血糖モデル) におけるスクロース負荷3時間後の末梢血白血球における mRNA のマイクロアレイ解析

遺伝子名	STZ 投与 スクロース負荷 / 対照ラット	STZ 投与 スクロース負荷 +ミグリトール / 対照ラット
G protein pathway suppressor 2	14.8	2.6
protein tyrosine phosphatase, receptor type, F	4.9	1.5
interleukin 1b	4.1	1.7
vasodilator-stimulated phosphoprotein	3.4	0.5
growth factor receptor bound protein 2-associated protein	3.2	1.7
cDNA clone UI-R-E1-fg-e-06-0-UI 5'	3.2	1.5
O88466 Zinc finger protein 106	3.1	1.0
Q8R5G6 Dual-specificity Rho-and Arf-GTPase activating protein 1	3.0	2.3
similar to RIKEN cDNA 3110050F08	2.9	1.2
similar to PAP-1	2.8	0.9

※ストレプトゾトシン投与ラットではスクロース投与3時間後の mRNA 発現量が2倍以上に増大した遺伝子が37個あり,そのうちの上位10を示した(対照ラットと比較)

用を惹起させるという仮説が想定され,末梢血白血球における炎症性サイトカイン mRNA の発現量は,食後高血糖の履歴を鋭敏に反映するバイオマーカーとして有用である可能性が考えられた。

(4) 2型糖尿病モデル (OLETF) の発症過程における末梢血白血球トランスクリプトームの変化

2型糖尿病はその発症に至るまでに長い前糖尿病および境界領域の段階を経る。この過程では,インスリン抵抗性の増大,耐糖能の低下,空腹時血糖値の上昇などが徐々に起こり,糖尿病発症のリスクが増大する。2型糖尿病の発症過程における糖尿病発症リスクの増大を早期に予測できる末梢血白血球バイオマーカーを検索するために,自然発症型糖尿病ラット OLETF (Otsuka Long-Evans Tokushima Fatty) をモデルに用い,前糖尿病状態の進行とともに発現

3. 末梢血白血球における糖代謝関連バイオマーカーの探索

が上昇し、ミグリトールの投与によって発現が正常化する末梢血白血球のトランスクリプトームを解析した。

4週齢のOLETF雄ラットならびに4週齢の対照LETO雄ラット（Long-Evans Tokushima Otsuka）を1週間、標準固形飼料を用いて馴化させた後、対照食（41%コーンスターチ、16%スクロース、8%コーンオイル、5%ラード、AIN93準拠ミネラル、ビタミン含有）、あるいは対照食にミグリトールを添加（800mg/kg体重）した飼料を64週間自由摂取させた。

OLETFラットを対照食で16週間飼育したところ、血糖値は徐々に上昇し、12週以後は随時血糖値が200mg/dLを超えた。対照食で16週間飼育した時点で、OLETFラットの末梢血白血球の遺伝子発現をマイクロアレイによって解析してみたところ、対照のLETOラットに比べて、対照食を投与したOLETFラットでは、238の遺伝子が2倍以上に増大し、219の遺伝子が1/2以下に減少していた。OLETFラットで発現が増大した遺伝子の多くは、ミグリトール添加食を投与したOLETFラットでは、発現上昇が抑制されており、これらの遺伝子群には、AMPキナーゼやMAPキナーゼのカスケードに関与するシグナル伝達関連遺伝子が多く含まれていた（表2-6）。

本研究に用いた試料組成で飼育するとOLETFラットにおける糖尿病の発症は緩やかであり、飼育開始16週以降40週までは随時血糖値は230〜250mg/dL程度に推移し、その後、52週から64週にかけて急激に随時血糖値が450mg/dL程度までに上昇する（図2-5）。一方、ミグリトールを添加した飼料を摂取させたOLETFラットでは、随時血糖値が200mg/dLを超えることはなく、糖尿病の発症が抑制された。糖尿病の発症の過程で変動する末梢血白血球トランスクリプトームの変化について、特に炎症に関連する遺伝子に焦点を当てて調べてみたところ、飼育開始28週では、OLETFラットの末梢血白血球におけるIL-2, IL-10, IL-18, TNF-α, lysozymeの遺伝子発現がミグリトール添加食により有意に抑制され、飼育開始40週では、IL-2, IL-10, IL-12a, TNF-α, lysozymeのほか、S100a4, S100a6, S100a10, S100a11の遺伝子発現が、ミグリトール添加食により有意に抑制された。すなわち、顕性

表2-6 OLETFラットで遺伝子発現が上昇し，ミグリトール添加食摂取により発現が抑制されたシグナル伝達関連遺伝子

遺伝子名	OLETF /LETO	OLETF（ミグリトール食）/LETO
SNF1-like kinase（Snf1lk）	2.81	1.11
protein kinase, AMP-activated, gamma 2 non-catalytic subunit（Prkag2）	2.77	1.09
PCTAIRE-motif protein kinase 1（Pctk1）, transcript variant 2	2.03	1.18
GTP-binding protein Rab0（Rab0）	2.01	1.21
dual specificity phosphatase 5（Dusp5）	2.17	1.27
pyruvate dehydrogenase kinase 1（Pdk1）	2.13	1.31
cyclin-dependent kinase 7（Cdk7）	2.11	1.37
protein phosphatase 1B, magnesium dependent, beta isoform（Ppm1b）	2.19	1.38
mitogen activated protein kinase kinase 1（Map2k1）	2.36	1.44
protein tyrosine phosphatase, receptor type, O（Ptpro）	2.83	1.51

の2型糖尿病の病態を示す以前の前糖尿病状態であっても，末梢血白血球のトランスクリプトームは変化しており，分泌型サイトカイン様因子が前糖尿病状態の血糖上昇の履歴を反映する血球遺伝子指標として利用できる可能性が考えらえた。

　近年の研究により，糖尿病の発症および合併症の進展には，各組織で分泌される炎症性サイトカインが関与することが明らかにされてきた[12]。これらのサイトカインはマクロファージ，単球の活性化や組織におけるマクロファージの浸潤を引き起こす。また，高血糖によって誘導されたIL-1βやIFN-γといったサイトカインが膵臓β細胞のアポトーシスを引き起こすことも知られている。

　2型糖尿病モデルであるGKラットにミグリトールを添加した飼料で飼育すると，Hb A_{1c} の上昇が抑制されるとともに，膵臓ランゲルハンス島の線維化

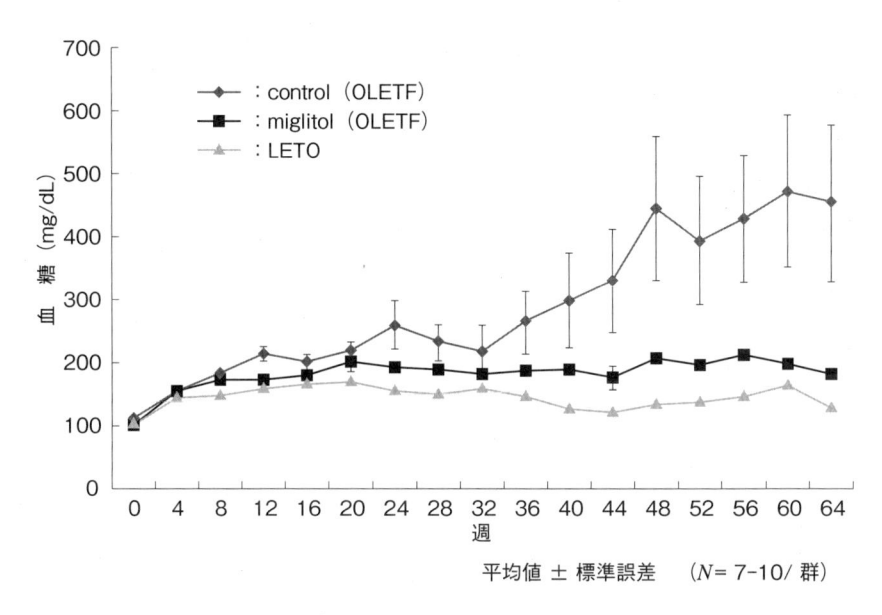

3. 末梢血白血球における糖代謝関連バイオマーカーの探索

図2-5 対照食およびミグリトール添加食を投与したOLETFラットの随時血糖値の変化

が抑制され，インスリン含有β細胞の減少が抑制される[13]。OLETFラットにおける糖尿病発症の過程は長期にわたるので，個体ごとに発症が起こる時期は異なる。また，ミグリトールを添加した飼料で飼育したOLETFラットでは，膵臓ランゲルハンス島の線維化が抑制され，インスリン含有β細胞の減少が抑制された（Fukaya et al, 投稿中）。そこで，OLETFラットを対照食あるいはミグリトール添加食を用いて64週間飼育した時点で，個体ごとに経口グルコース負荷試験と膵臓β細胞の組織像の観察を行い，これらのインスリン抵抗性や膵臓の疲弊の指標と相関するマーカーを，末梢血白血球のトランスクリプトームの解析により探索してみたところ，検出された5,158個の遺伝子のうち，トランスクリプトの量が経口グルコース負荷試験の血糖曲線下面積と有意な正の相関を示し，膵臓ランゲルハンス島あたりのβ細胞の面積と有意な負の相関を示した遺伝子が105抽出された。このなかには，膵臓の疲弊の度合いを推定で

きるバイオマーカーが含まれている可能性があり，今後は，これらの末梢血白血球のマーカーの有用性と妥当性について，ほかのモデル動物やヒトにおける検証が必要と考えられる。

（5）食事誘発性インスリン抵抗性モデルラットにおける末梢血白血球トランスクリプトームの変化

メタボリックシンドロームは，糖尿病，高血圧，脂質異常症のリスク増大の共通の因子として，内臓脂肪型肥満によって惹起されるインスリン抵抗性に注目した疾患概念である。過食および高度肥満によるインスリン抵抗性の発症は，自然発症肥満および糖尿病の動物モデルを用いて解析されることが多かったが，多くの自然発症肥満・糖尿病動物モデルでは，エネルギー代謝や糖質・脂質代謝に重要な役割を果たす遺伝子に異常がみられるのが通例であり，トランスクリプトームの解析にあたっては，食事要因によってもたらされた遺伝子発現の変動が，特殊な遺伝子の異常によって修飾されている可能性を常に考慮する必要がある。したがって，ヒトのメタボリックシンドロームの発症，進展により近いモデルとしては，食事要因による肥満およびインスリン抵抗性の発症モデルが望ましい。

食事誘発性インスリン抵抗性動物モデルを作成する方法としては，高フルクトース食投与と高脂肪食投与がある。日本人における過体重者の増加，メタボリックシンドローム罹患者の増加の背景には，身体活動量の低下による相対的なエネルギー摂取量の増大と食事の西欧化に伴う脂肪エネルギー比率の増大との関連が推定されている。そこで，高脂肪食の投与によって通常のSD系ラットに軽度のインスリン抵抗性を発症させ，グルコース負荷の前後における末梢血白血球トランスクリプトームの変化を観察してみた[14]。

7週齢のSD系雄ラットに，高オレイン酸含有紅花油とラードをそれぞれエネルギー比で32%含む高脂肪食を自由に摂取させたところ，77日後には，耐糖能の有意な低下がみられた。この時点で，空腹時における末梢血白血球トランスクリプトームをマイクロアレイ（アフィメトリック社製 Gene Chip）を用いて網羅的に解析してみたところ，8,574の遺伝子が検出され，そのうち発

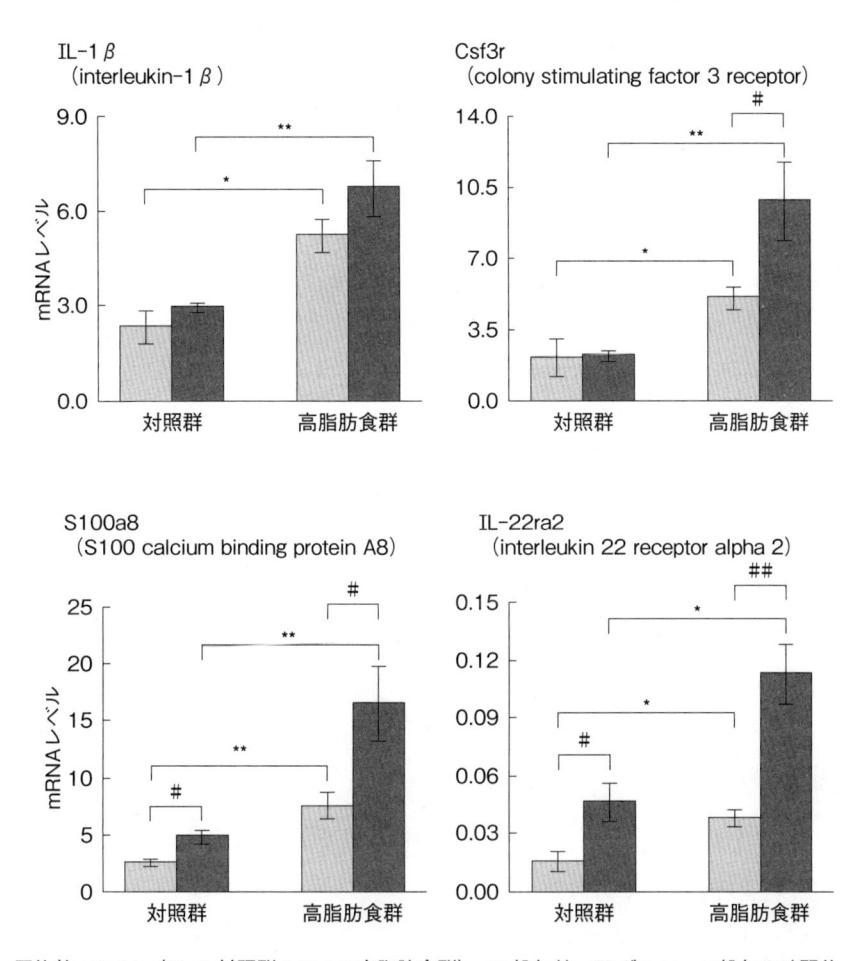

3. 末梢血白血球における糖代謝関連バイオマーカーの探索　*49*

図2-6　高脂肪食誘発性インスリン抵抗性モデルラットにおけるグルコース負荷による末梢血白血球の遺伝子発現の変動

(Fujimoto S., Mochizuki K., Shimada M. et al. : Variation in gene expression of inflammatory cytokines in leukocyte-derived cells of high-fat-diet-induced insulin-resistant rats. Biosci Biotechnol Biochem 2008 ; 72 ; 2572-2579 より引用)

現量が2倍以上に増大したものが97遺伝子，50％未満に減少したものが32遺伝子見出された。発現量が増大した遺伝子のうち，25遺伝子はIL-1β，IL-22ra2，S100a8，S100a9などのシグナル伝達・転写に関与するものであり，11遺伝子は好中球の分化誘導に関与する因子（Csf3r）やC型レクチン受容体Cd302などの免疫応答に関与するものであった（Fujimoto et al, 投稿中）。

グルコース負荷試験の前後における末梢血白血球の遺伝子発現量を調べたところ，IL-1β，S100a8，Csf3r，IL-22ra2の遺伝子発現は，空腹時および糖負荷3時間後のいずれでも，高脂肪食を摂取したラットのほうが高くなっていた（図2-6）。さらに，S100a8，Csf3r，IL-22ra2の遺伝子発現は，空腹時に比べ糖負荷3時間後のほうが有意に高くなった。また，末梢血白血球におけるTNF-αの遺伝子発現量は，糖負荷の3時間以内に増大し，その増大幅は高脂肪摂取群のほうが大きかった[14]。それゆえ，高脂肪食により軽度のインスリン抵抗性を発症させた場合でも，食後高血糖の遷延に伴い，末梢血白血球における炎症およびマクロファージ・単球の遊走に関与する遺伝子の発現が増大することが示唆された。末梢血白血球のトランスクリプトームおよびプロテオームの変化が，脂肪組織，肝臓，骨格筋などインスリン感受性に貢献する組織におけるインスリン抵抗性および炎症を反映する指標となるかについては，今後の検討が待たれる。

4．臨床研究における代謝性疾患リスクバイオマーカーの妥当性の検証

（1）2型糖尿病患者における末梢血白血球遺伝子発現の変化

これまで述べてきたように，ラットの末梢血白血球は血糖上昇によく応答し，血糖の短期的な変化および遷延性の血糖上昇を反映して，候補となるバイオマーカーの遺伝子発現を大きく変える。たとえば，IL-1βやTNF-αは，一過性の食後高血糖に応答し，3時間以内に末梢血白血球における遺伝子発現が著しく増大するなど，間欠的な食後高血糖をモニターする鋭敏な指標として利

用できる可能性が考えられた。また，S100タンパク質の遺伝子発現は，血糖上昇に伴う炎症の進行を反映したバイオマーカーとして有用な可能性が示唆されてきた。ヒトに利用することを想定したバイオマーカーの探索の次の段階は，ヒトの末梢血白血球でも，動物モデルと同様に，これらのバイオマーカー候補遺伝子の発現が血糖変動によく応答するかを実証的に検討することである。

糖尿病合併症，特に心筋梗塞などの大血管障害の発症を予防するためには，最近では，血糖コントロールとして，食後の高血糖スパイクに代表される血糖変動をできるだけ小さくすることの重要性が認識されるようになってきた[15]。$α$-グルコシダーゼ阻害剤のミグリトールは，従来の$α$-グルコシダーゼ阻害剤に比べて標準服用量の血糖上昇遅延作用が顕著であり，特に食後1時間の血糖値を強く抑制できる[13]。ミグリトールは食後の高血糖を改善するとともに，食前あるいは睡眠前の低血糖リスクを低減させ，血糖変動を平準化することから，併用するインスリン製剤やスルホニル尿素薬（SU剤）の減量も期待される新規の薬剤である。

著者らは，糖尿病専門医との共同研究により，インスリン製剤またはSU剤と$α$-グルコシダーゼ阻害剤で治療中の2型糖尿病患者を被験者として，従来の$α$-グルコシダーゼ阻害剤の最大用量からミグリトールの標準用量に変更することによって，末梢血白血球における血糖上昇に伴う炎症の進行を反映したバイオマーカー候補遺伝子の発現量が変動するかを調べてみた。

HbA_{1c}が6.5％以上の2型糖尿病患者47名に対して，前治療観察期間1カ月と薬剤切り替え後の投薬期間3カ月の合計4カ月間について，自己血糖測定器により朝食前・後，昼食前・後，夕食前・後，就寝前の計7回，血糖を測定し，その血糖推移を記録したところ，昼食，夕食後の血糖変動幅が，ミグリトール投与によって有意に減少した。空腹時に採取した血液を用いて，末梢血白血球における遺伝子の発現量が変動するかを調べてみたところ，ミグリトール投与時のように血糖変動幅が減少している時には，IL-1$β$，TNF-$α$およびS100タンパク質群の遺伝子発現が有意に低下していた。この結果は，ヒト末梢血白血球においても，血糖値の変動を反映して，炎症性サイトカインなどの

炎症関連遺伝子の発現が変動することを示しており，2型糖尿病患者の血糖変動幅を小さくすることによって炎症のリスクを低減できる可能性を示唆している（Osonoi et al, 投稿準備中）。

（2）内臓脂肪の評価とメタボリックシンドローム関連指標との関連

過栄養，運動不足といった現代の生活習慣は，内臓脂肪蓄積を惹起し，メタボリックシンドロームの発症基盤になる。これまでエネルギーの貯蔵器官と考えられてきた脂肪組織は，現在ではアディポサイトカインと総称される生理活性物質を活発に分泌する内分泌臓器であると考えられるようになった[16]。内臓脂肪蓄積とそれに引き続くアディポサイトカインの分泌異常がメタボリックシンドロームの発症，進展に深く関わっており，アディポサイトカインは治療標的および病態マーカーとして重要な意義をもつと考えられる。

脂肪細胞は分化の程度が低くても脂肪を蓄積しすぎてもインスリン抵抗性を示す。脂肪細胞の適度な分化の指標として，アディポネクチンの血中濃度の有用性が示唆されている。アディポネクチンは脂肪細胞から分泌されるアディポサイトカインであり，ほかの多くのアディポサイトカインとは異なり，インスリン感受性の増大と関連するバイオマーカーとして期待されている[17]。

健康な日本人における内臓脂肪と血中アディポネクチン濃度との関連性，およびそれらに関連する生活習慣を包括的に解析するために，著者らは，人間ドック健診センターとの共同研究により，被験者の健康プロファイルとして，臨床検査項目，食事歴法による食習慣の調査項目および生活習慣の問診調査項目を加えた120項目のデータセットを用意し，腹部CTスキャンによる内臓脂肪面積および皮下脂肪面積の測定結果との関連性および血中アディポネクチン濃度との関連性を検討している[18]。30〜79歳の男性受診者281人を対象とした調査から，内臓脂肪面積は腹囲およびBMIと正の相関を示し，特に腹囲とは高い相関（$r=0.599$）を示したが，内臓脂肪面積と皮下脂肪面積の相関は低く（$r=0.280$），両者は同質でないことが示唆された（図2-7）。

皮下脂肪面積が一定の範囲にあるグループのなかで，内臓脂肪面積が多いグ

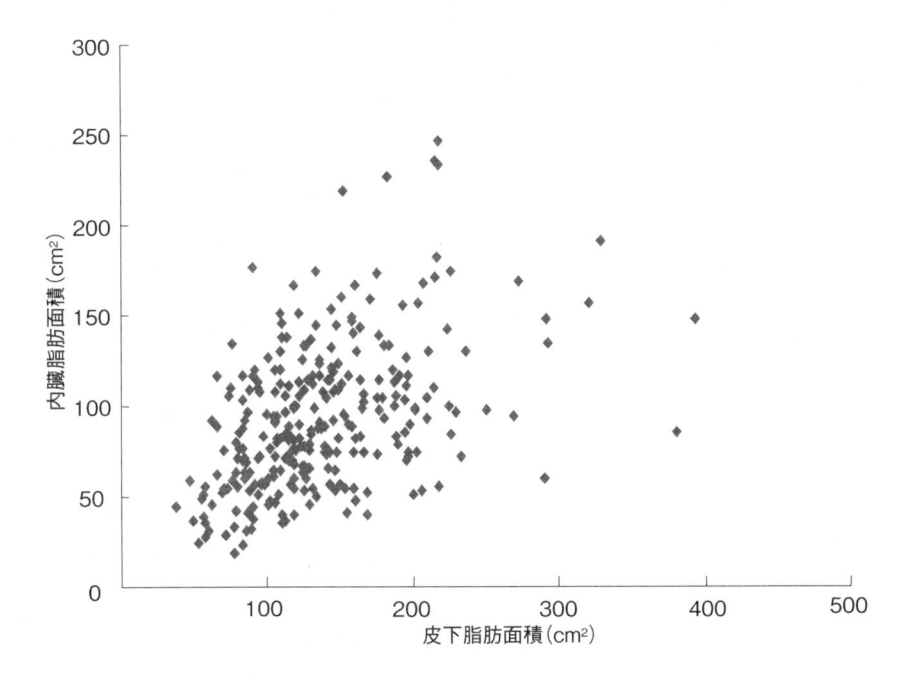

図2-7 人間ドック男性受診者におけるCTスキャン腹部内臓脂肪面積と皮下脂肪面積との関連

(加瀬澤信彦, 遠山和成, 島田昌也ほか : 人間ドック男性受診者におけるコンピュータ断層撮影スキャン腹部皮下および内臓脂肪面積の増減と生活習慣の関連性. 人間ドック 2007 ; 22 (3) ; 370-377 より引用)

ループと少ないグループの特性を比較したところ,内臓脂肪面積が多いグループでは,BMI,体脂肪率,腹囲,血清中性脂肪,γ-GTP,ALT,拡張期血圧が有意に高く,血漿アディポネクチン濃度は有意に低下していた。内臓脂肪面積が多いグループの生活習慣には,ストレスを感じることが多く,食べ方が速く,腹いっぱい食べ,夕食は21時より前に食べることが少ないという特徴がみられた(表2-7)。血漿アディポネクチン濃度は,皮下脂肪面積と内臓脂肪面積の両方に有意な相関を示したが,皮下脂肪面積に対する相関よりも内臓脂肪面積に対する相関の方が高かった。

以上のように,健診受診者の血液を用いて,血漿アディポネクチン濃度とメ

表2-7　内臓脂肪面積と相関を示す因子

臨床検査値	問診票（生活習慣）
BMI **	ストレスを感じることが多い *
体脂肪率 **	食事は速く食べることが多い *
ウエスト径 **	腹いっぱい食べることが多い *
血中トリアシルグリセロール **	(-) 夕食は午後9時前にする *
拡張期血圧 **	(-) 飲酒は少量 *
(-) アディポネクチン **	

*$P<0.05$, **$P<0.01$

(加瀬澤信彦, 遠山和成, 島田昌也ほか：人間ドック男性受診者におけるコンピュータ断層撮影スキャン腹部皮下および内臓脂肪面積の増減と生活習慣の関連性. 人間ドック 2007；22 (3)；370-377 より引用)

タボリックシンドローム関連指標との関連性を検討したところ，血漿アディポネクチン濃度はBMI，腹囲，血清中性脂肪濃度と有意な負の相関を示し，内臓脂肪とも負の相関を示すことが明らかになった。一方，血漿アディポネクチン濃度に対しては，皮下脂肪の増減の影響は内臓脂肪のそれよりも少ないことが確認された。血中アディポネクチン濃度の低下は，皮下脂肪の増加よりも内臓脂肪の増加とより強く相関するので，内臓脂肪量の変化を示す鋭敏なバイオマーカーとしての有用性が期待される。

(3) 健診受診者における血液候補バイオマーカーとメタボリックシンドローム関連指標との関連性

肥満モデル動物や肥満者の脂肪組織では，単球・マクロファージが浸潤し，炎症を引き起こすことが報告され，肥満における脂肪組織を中心とした全身性慢性炎症の病態生理学的意義が注目されている[19]。すなわち，肥満により肥大化した脂肪細胞から腫瘍壊死因子 (TNF)-α，インターロイキン(IL)-6など炎症性サイトカインが分泌され，それを契機に各組織においてマクロファージが浸潤し，炎症の増大を引き起こすとともに，これらの発現が脂肪組織ならびにマクロファージにおけるさらなる炎症性サイトカインの分泌を誘導するという，脂肪細胞とマクロファージ間の炎症の悪循環が示唆されている[20]。したがって，肥大化した脂肪組織におけるインスリン抵抗性を示すマーカーとしては，

4. 臨床研究における代謝性疾患リスクバイオマーカーの妥当性の検証

脂肪組織に侵入したマクロファージと脂肪組織の相互作用によって脂肪組織から分泌が増大するIL-6の有用性が期待される（図2-8）。

著者らは，地方公共団体および事業所と連携し，個別栄養評価事業を推進しながら，健診受診者におけるメタボリックシンドロームリスクの予測に有用な血液バイオマーカーの妥当性の検証を行ってきた。調査参加者2,046名から，40〜69歳の男性413名を抽出して，血漿中のインスリン，アディポネクチン，IL-1β，IL-6の濃度を測定し，メタボリックシンドロームと関連する臨床検査値との相関を検討したところ，健診受診者の血漿アディポネクチン濃度はBMIおよび腹囲と負の相関を示し，血清中性脂肪とも有意な負の相関を示し

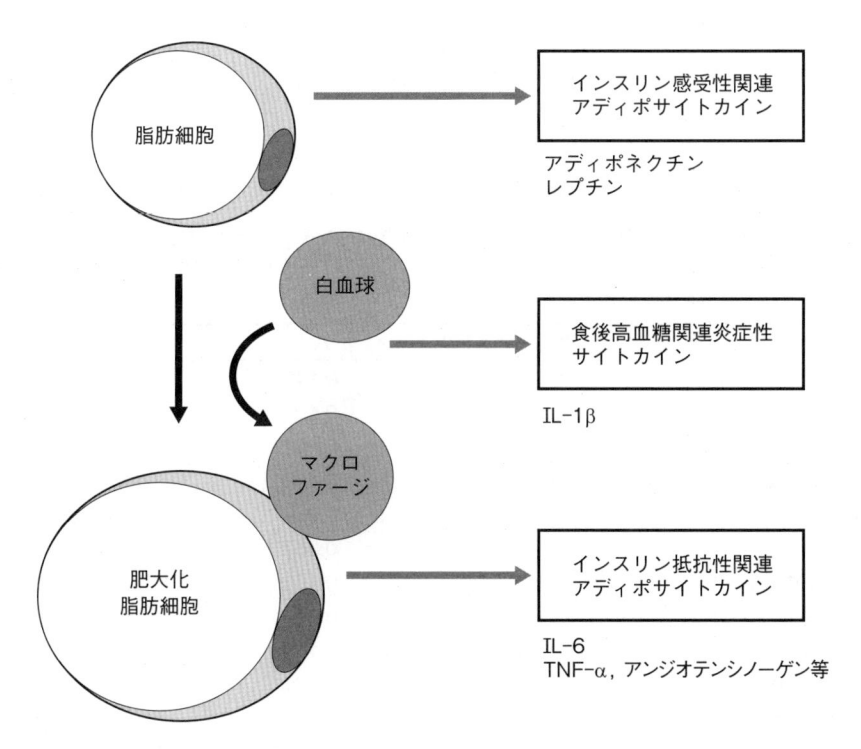

図2-8 代謝性疾患のリスク評価指標としての利用が期待されるバイオマーカー

た。一方,血漿 IL-1βおよび血漿 IL-6 濃度は,アディポネクチンとは異なり,健診受診者の肥満度とは関係なく,空腹時血糖および Hb A_{1c} と有意な正の相関を示すことが明らかになった(表2-8)。

この結果は,肥満者の割合が少ない健康な日本人男性でも,アディポネクチンとIL-1β,IL-6 は,それぞれ肥満,脂質異常症と血糖および糖代謝異常を検出する独立した中間バイオマーカーとして有用であることを示唆する。日本人は肥満を呈さずに糖尿病を発症する人が多いことを考慮すると,肥満者でなくてもこれらのバイオマーカーが糖代謝や脂質代謝の変化を反映するという事実は重要である。同調査で得られた食事調査の結果を用い,血漿アディポネクチンレベルと関連がある食品ならびに栄養素の摂取量を横断的に調べたところ,血漿アディポネクチン濃度は,食品群では野菜類,緑黄色野菜類,淡色野菜類の摂取量と関連があり,栄養素においては,カロテン,葉酸の摂取量と有意な正の関連があることが明らかになった。

表2-8 中高年男性健診受診者における血漿のアディポネクチン,IL-6 およびIL-1β濃度とメタボリックシンドローム関連指標との関連性(Spearman 相関係数)

	アディポネクチン	IL-6	IL-1β
BMI	-0.279**	0.142*	0.138*
腹囲	-0.256**	0.10	0.111*
収縮期血圧	-0.10	-0.08	-0.01
拡張期血圧	-0.135*	0.170*	0.10
空腹時血糖	-0.03	0.287**	0.344**
血中 Hb A_{1c}	0.01	0.357**	0.232**
血清中性脂肪	-0.247**	0.130*	0.09
血清総コレステロール	-0.02	-0.06	-0.07
血清 HDL-コレステロール	0.218**	-0.119*	-0.111*
血漿 AST	-0.125*	0.131*	0.184**
血漿 ALT	-0.302**	0.03	0.02
血漿 γ-GTP	-0.129*	0.418**	0.424**

*$P < 0.05$, **$P < 0.01$

ところで，食事というものはいくつもの食品，栄養素から構成される複雑な系であるため，単一の食品ならびに栄養素よりも，食事のパターンが血液中のバイオマーカーに強く影響を与えている可能性がある．それゆえ，最近では多変量解析法を用いて食事をパターンと捉え，各種疾患との関連性を検討した研究が欧米人を中心に報告されるようになってきた[21,22]．

炎症性アディポサイトカインの血漿濃度を低く保ち，アディポネクチンの血漿濃度を高く保つ食事パターンは，生活習慣病のリスクを減少させるために重要であろう．しかしながら，日本人は西欧人とは異なり，肥満を呈する以前に糖尿病を発症する者も多く存在する．日本人では食後のインスリン分泌が低い，または遅延しているという遺伝素因をもつ者が多く，過度な肥満からインスリン抵抗性を介して糖尿病を発症する西欧人とは，糖尿病の発症機序が異なる可能性もある．これらのことを考慮すると，遺伝素因ならびに食文化の違う西欧人と日本人では，これら炎症性サイトカインならびにアディポネクチンの血漿濃度に関与する食事パターンは異なる可能性が考えられる．

日本人健診受診者を対象として，特定の食事パターンとアディポサイトカインとの関連を調べてみたところ，因子分析により14項目の食品群摂取量から5つの食事パターンとして，"伝統的日本食パターン""アルコール（簡略）パターン""魚介類パターン""乳類・間食パターン""西欧（野菜）パターン"が抽出された（図2-9）．"伝統的日本食パターン"は，きのこ類，海藻類，野菜類，いも類，果実類，豆類，魚介類の因子負荷量が高く，その因子得点は最高血圧と有意な負の相関を示し，血漿アディポネクチン濃度とは有意な正の相関が認められた．

"乳類・間食パターン"の因子得点は，肥満の指標である腹囲，BMIと有意な正の相関を示し，炎症マーカーであるIL-6，血漿インスリン値とも有意な正の関連を認めた．"西欧（野菜）パターン"は，パン，果実類，野菜類，菓子類，いも類，肉類の因子量が高く，その因子得点の高い集団ほど，インスリン抵抗性のリスクに対するオッズ比が小さくなる傾向が認められた．

欧米の研究ではインスリン抵抗性や炎症のリスクを軽減する食事因子や食事

和風（野菜）パターン	血圧↓ アディポネクチン↑	
アルコール（簡略）パターン		
魚介類パターン		
間食・乳類パターン	肥満↑，IL-6↑ インスリン抵抗性↑	
洋風（野菜）パターン	インスリン抵抗性↓	

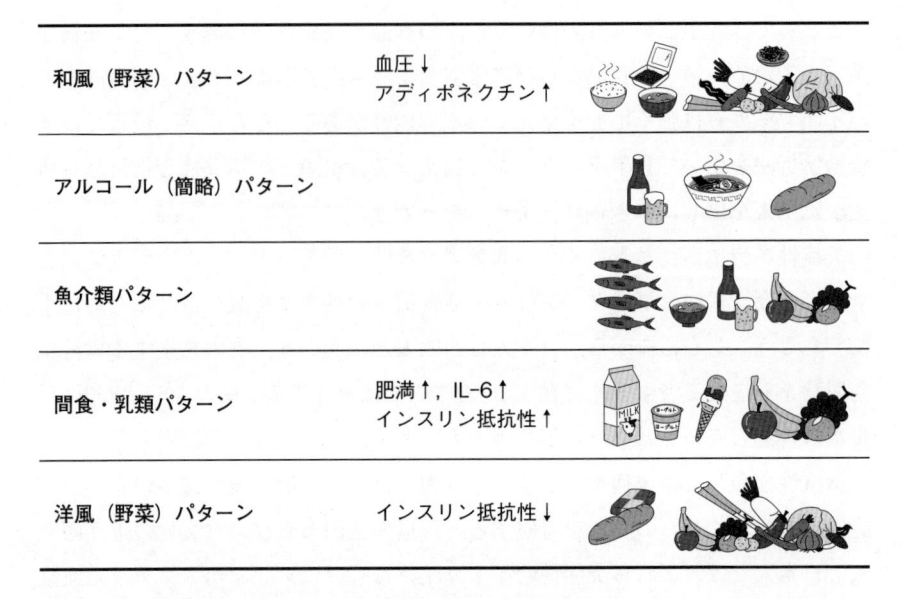

図2-9　中高年男性における食事パターンとメタボリックシンドロームリスク因子および血漿サイトカインとの関連

　パターンが明らかにされつつあるが，上記の研究では，日本人においてもインスリン抵抗性や，それに関与するアディポサイトカインが，食事要因，食事パターン，生活習慣などにより影響を受けることが示唆される。日本人は西欧人と比較して遺伝素因が異なる上に，食習慣，生活習慣も異なるので，日本人における食生活と生活習慣病との関連についての研究は，日本人を対象として行われることが必要である。

　これまでの検討では，西欧人を対象として行われた結果とは必ずしも一致しないものもあるので，今後はその妥当性を検討するためにも，メカニズムの解析を進め，さらに介入研究などにより人間栄養学の実証的な研究が進展することが望まれる。

文 献

1) Afman L.A., Muller M. : Nutrigenomics and transcriptomics : Applications of microarray analyses in nutrition research. In : Personalized Nutrition - Principles and Applications, Kok F., Bouwman L., Desiere F. (ed), CRC Press, Boca Raton, 2008, p3-12.
2) Chatterjee S.K., Zetter B.R. : Cancer biomarkers : knowing the present and predicting the future. Future Oncol 2005 ; 1 ; 37-50.
3) German J.B., Roberts M.A., Watkins S.M. : Personal metabolomics as a next generation nutritional assessment. J Nutr 2003 ; 133 ; 4260-4266.
4) Clement K., Viguerie N., Poitou C. et al. : Weight loss regulates inflammation-related genes in white adipose tissue of obese subjects. FASEB J 2004 ; 18 ; 1657-1669.
5) Mootha V.K., Lindgren C.M., Eriksson K.F. et al. : PGC-1alpha-responsive genes involved in oxidative phosphorylation arecordinately downregulated in human diabetes. Nat Genet 2003 ; 34 ; 267-273.
6) Sparks L.M., Xie H., Koza R.A. et al. : A high-fat diet coordinately downregulates genes required for mitochondrial oxidative phosphorylation in skeletal muscle. Diabetes 2005 ; 54 ; 1926-1933.
7) Martin K.J., Graner E., Li Y. et al. : High-sensitivity array analysis of gene expression for the early detection of disseminated breast tumor cells in peripheral blood. Proc Natl Acad Sci USA 2001 ; 98 ; 2646-2651.
8) Valk P.J., Verhaak R.G., Beijen M.A. et al. : Prognostically useful gene-expression profiles in acute myeloid leukemia. N Eng J Med 2004 ; 350 ; 1617-1628.
9) Cobb J.P., Mindrinos M.N., Miller-Graziano C. et al. : Application of genome-wide expression analysis to human health and disease. Proc Natl Acad Sci USA 2005 ; 102 ; 4801-4806.
10) Fukaya N., Mochizuki K., Shimada M., Goda T. : The α-glucosidase inhibitor miglitol decreases glucose fluctuations and gene expression of inflammatory cytokines induced by hyperglycemia in peripheral leukocytes. Nutrition 2009 ; in press.
11) Tanaka Y., Mochizuki K., Fukaya N. et al. : The α-glucosidase inhibitor miglitol suppresses postprandial hyperglycemia and interleukin-1β and tumour necrosis factor-α gene expression in rat peripheral leucocytes

induced by intermittent sucrose loading. Br J Nutr 2009 ; 13 ; 1-5.
12) Shoelson S.E., Lee J., Goldfine A.B. : Inflammation and insulin resistance. J Clin Invest 2006 ; 116 ; 1793-1801.
13) Goda T., Suruga K., Komori A. et al. : Effects of miglitol, an α-glucosidase inhibitor, on glycaemic status and histopathological changes in islets in non-obese, none-insulin-dependent diabetic Goto-Kakizaki rats. Br J Nutr 2007 ; 98 ; 702-710.
14) Fujimoto S., Mochizuki K., Shimada M. et al. : Variation in gene expression of inflammatory cytokines in leukocyte-derived cells of high-fat-diet-induced insulin-resistant rats. Biosci Biotechnol Biochem 2008 ; 72 ; 2572-2579.
15) Hanefeld M., Koehler C., Henkel E. et al. : Post-challenge hyperglycaemia relates more strongly than fasting hyperglycaemia with carotid intima-media thickness: the RIADStudy. Risk factors in impaired glucose tolerance for atherosclerosis and diabetes. Diabet Med 2000 ; 17 ; 835-840.
16) Lazar M.A. : The humoral side of insulin resistance. Nat Med 2006 ; 12 ; 43-44.
17) Weyer C., Funahashi T., Tanaka S. et al. : Hypoadiponectinemia in obesity and type 2 diabetes : close association with insulin resistance and hyper insulinemia. J Clin Endocrinol Metab ; 86 ; 1930-1935.
18) 加瀬澤信彦, 遠山和成, 島田昌也ほか ： 人間ドック男性受診者におけるコンピュータ断層撮影スキャン腹部皮下および内臓脂肪面積の増減と生活習慣の関連性. 人間ドック 2007 ; 22 ; 370-377.
19) Weisberg S.P., McCann D., Desai M. et al. : Obesity is associated with macrophage accumulation in adipose tissue. J Clin Invest 2003 ; 112 ; 1796-1808.
20) Suganami T., Nishida J., Ogawa Y. : A paracrine loop between adipocytes and macrophages aggravates inflammatory changes: role of free fatty acids and tumor necrosis factor alpha. Arterioscler Thrombo Vasc Biol ; 25 ; 2062-2068.
21) Esmaillzadeh A., Kimiagar M., Mehrabi Y. et al. : Dietary patterns, insulin resistance, and prevalence of the metabolic syndrome in women. Am J Clin Nutr 2007 ; 85 ; 910-918.
22) Nettleton J.A., Steffen L.M., Mayer-Davis E.J. et al. : Dietary patterns are associated with biochemical markers of inflammation and endothelial activation in the Multi-Ethnic Study of Atherosclerosis(MESA). Am J Clin Nutr 2006 ; 83 ; 1369-1379.

第3章 プロテオミクスによる生活習慣病リスクバイオマーカーの探索

内藤裕二[*1,*2], 赤桐里美[*1,*3]
三原憲一[*4], 吉川敏一[*1,*2,*3]

1. はじめに

　世界各国の寿命を比較すると，2008年現在，日本人の平均寿命は女性が85.99歳，男性が79.19歳と女性は世界一，男性は3位となっている。ところが，寝たきりや認知症になることなく，健康で自立して暮らすことができる期間，いわゆる「健康寿命」との間には7～10年の開きがある。死亡原因の上位はまず癌，それから心臓病，脳卒中といった血管の病気など，いわゆる生活習慣病とよばれる病気である。さらに，健康寿命を妨げるものとしては，脳卒中や認知障害によって要介護になることが原因であることがわかってきた。つまり健康寿命を延長し，生き生きと元気な生活を送るためには，生活習慣病を予防することと要介護にならないようにする介護予防の二つが重要である。

　最近の基礎研究の結果，種々の生活習慣病の発症やその合併症，エイジング（加齢）による皮膚や筋肉の老化などに，活性酸素による酸化ストレスが関わっていることが明らかとなってきた。活性酸素は酸化力が非常に強いので体内のいろんな細胞がダメージを受ける。このような活性酸素による傷害（酸素の毒＝からだのサビ）が蓄積することによって，種々の病気が発症することが解明されつつある。

　このようなからだのサビを防ぐために，いま注目されているものが抗酸化作

[*1] 京都府立医科大学医学部消化器内科学　[*2] 京都府立医科大学医学部消化器先進医療開発講座
[*3] 京都府立医科大学医学部生体安全医学講座　[*4] （株）バイオマーカーサイエンス

用をもった天然由来の食品因子である。病気の予防だけでなく，エイジングに対するアンチエイジング療法も注目されている。緑黄色野菜・京野菜・日本料理などがからだによいことは以前からわかっていたが，現代の科学によりこれら食品の機能性・有効性を証明することが，いま最も求められている。さらに，それらを効率よく摂取するための各種サプリメント，栄養療法の利用も増えてきているために，それらの有効性だけでなく安全性をも科学的に評価し，消費者に有効性・安全性に関する情報を提供することも大事な仕事ではないかと考えている。

　西洋医学による病気の早期発見・早期治療はもちろん重要であるが，それ以上に重要なことは，西洋医学でも東洋医学でも食の重要性を説いているということである。健康で生き生きと長生きするためにも今一度，食を見直していただきたい。働き盛りのころから，酸素の毒（からだのサビ）を防ぐ努力を続けることが重要である。

　そのなかで，食品を含めた栄養療法に向けられた期待は大きい。現在，栄養療法に対して最も求められていることは，生体の遺伝子・タンパク質・酵素・代謝物などの分子をリスクバイオマーカーとして，それを特定の病気のリスクを低減させる栄養療法の有効性の指標として活用し，その栄養療法の有効性の信頼度を高めることに役立てようということである。

　特に生活習慣病予防を目的とした栄養療法の有効性を確立するためには，疾病発症前段階いわゆる「未病期」を診断することが必要であり，この未病期を診断できるリスクバイオマーカーを用いた診断手法の開発が急がれている。有用なリスクバイオマーカーが利用できれば個人対応（テーラーメイド）栄養学なるものも可能となる。このリスクバイオマーカーの探索として注目を浴びている研究手法が血液・尿などの体液を試料としたゲノミクス・プロテオミクス解析である。本章では，栄養療法を評価するための新しい研究・予防手法としてのプロテオミクス解析の応用について最近の成果を紹介したい。

2. 酸化特異的翻訳後修飾タンパク質と生活習慣病

　タンパク質の不可逆的な酸化はその標的タンパク質の変性・失活を生じるが，特定のアミノ酸側鎖の酸化修飾は標的タンパク質の機能・活性化・安定性・寿命を制御することが解明されつつある。さらにタンパク質の酸化修飾に伴う酸化特異的エピトープによる抗原提示は免疫寛容の破綻を生じ，種々の自己免疫疾患や，炎症反応に関わることも示唆されている[1-4]。

　全身性エリテマトーデス（SLE），1型糖尿病，関節リウマチなどは自己免疫疾患として知られ，わが国でも増加傾向にある。SLEにおいては血液中に抗DNA抗体などの自己抗体が産生され，それらは病因であるとともに臨床検査における自己免疫疾患の重要な指標（バイオマーカー）となっている。高度不飽和脂肪酸残基が酸化を受け，過酸化分解することにより生ずる産物であるアクロレイン（2-プロペナールまたはアクリルアルデヒド）や4-ヒドロキシ-2-ノネナール（4-HNE）などは酸化ストレス代謝産物であって，タンパク質と高い反応性を有する。このような酸化修飾体が新たな抗原提示エピトープとして種々の免疫応答が生じることが，免疫関連疾患の病態に関与することが明らかとなりつつある。

　われわれは，これまで翻訳後修飾のなかでも酸化ストレスによる酸化特異的翻訳後修飾（OPTM：oxidative stress-induced post-translational modification）に焦点を当て，各種疾患の病態解析を行ってきている[5-7]。OPTMは，システイン残基のスルフェン化，スルフィン化，グルタチオン化，一酸化窒素（NO）によるニトロシル化などの可逆的OPTMと，ヒスチジン・リジン・システイン残基に対する不可逆的OPTMに分類される。このようなOPTMタンパク質の同定，その細胞生物学的役割，生活習慣病の病態との関連，治療前後での変動を解析し，生活習慣病に対する新規治療標的分子を提案したいと考えている（図3-1）。

　カロテノイド類はその強力な抗酸化作用により，近年注目されている。アスタキサンチンを動物モデルに投与すると，糖尿病合併症の予防作用，各種炎症

の抑制作用,抗肥満作用,筋障害抑制作用などがみられる。われわれは,カロテノイドの一つであるアスタキサンチンが急性運動による筋肉の酸化損傷(4-HNE陽性細胞の増加)を抑制し,遅発性筋損傷を抑制することを報告したが[8],最近,運動に対する有効性をOPTM解析から明らかにした[7]。

マウスに運動療法を実施した場合にアスタキサンチンを併用すると,内臓脂肪が有意に燃焼しやすくなることを見出し,その分子機構として,ミトコンドリアにおけるβ酸化の律速酵素(長鎖脂肪酸の取り込みに関与する)であるCPTI(carnitine parmitoyl transferase I)の酸化修飾による機能異常に対して,アスタキサンチンが酸化修飾(ヘキサノイルリジン修飾)を抑制し,運動時の脂肪燃焼を促進することなどを明らかにした。

可逆的あるいは非可逆的OPTMタンパク質を網羅的に解析する手法も進歩

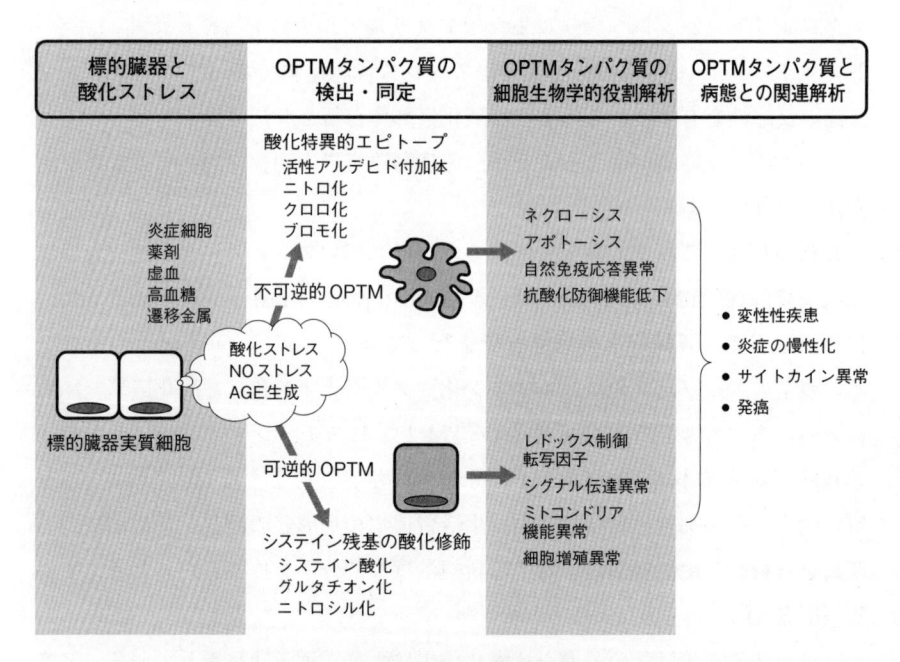

図3-1 タンパク質の酸化特異的翻訳後修飾(OPTM)解析による生活習慣病標的分子の探索研究

してきており，今後，多くのOPTMタンパク質が同定され，栄養療法・機能性食品による生活習慣病予防プロジェクトにおいて，その有効性を評価するリスクバイオマーカーとして利用されていくものと考えられる。

3．血清タンパク質プロファイル

ポストゲノム時代のなかで，疾患の表現形ともいえるプロテオームへの関心が高まってきている。包括的プロテオーム解析においてタンパク質の同定が容易になってきたことにより，その解析技術の進歩と相まって，近年急速な展開をみせてきている。そのなかでも，血清タンパク質の解析には極めて多くの研究費が投じられ，その全容が明らかになりつつある。

図3-2に示すように，約50％はアルブミンであり，従来の臨床でよくみてきたセルロースアセテート膜を使った電気泳動による$\alpha 1, \alpha 2, \beta, \gamma$分画に占めるそれぞれのタンパク質も同定され，存在量としては上位22タンパク質のいわゆるmajor proteinsの合計が99％を占めている[9]。残りの1％はdeep proteomeともよばれ，最近の報告ではこのdeep proteomeには少なくとも

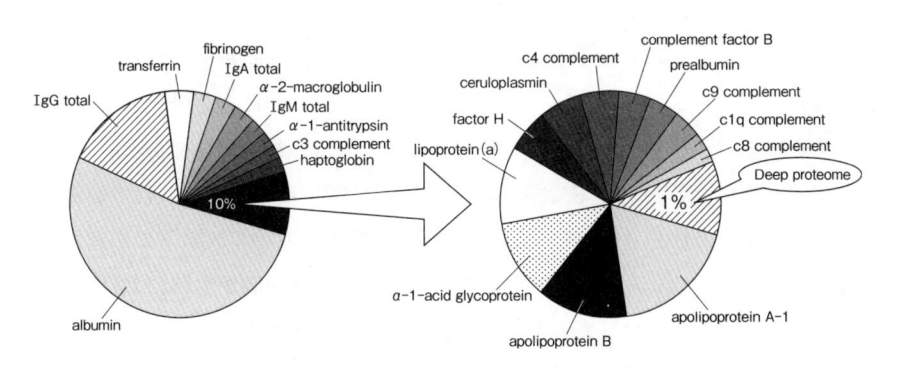

図3-2 主要22タンパク質が血漿タンパク質の99％を占める

(Tirumalai R.S., Chan K.C., Prieto D.A. et al.: Characterization of the low molecular weight human serum proteome. Mol Cell Proteomics 2003 ; 2 ; 1096-1103 より引用)

4,500あまりのタンパク質，ペプチドが含まれていることが示唆されている[10]。

この deep proteome のなかには多くの未来のバイオマーカーが含まれている可能性があるため，質量分析計による精力的な研究が推進されたわけである。しかし，SELDI-TOF-MS, MALDI-TOF-MS により有用な疾患マーカー候補とされたピークは，その大部分が major proteins の断片であることが判明し，deep proteome のバイオマーカーとしての意義について疑問符が付くにいたった[11]。しかし，断片であってもその臨床的意義を再評価すべきものも当然存在することもあることは事実であり，筆者らが糖尿病マーカーとして同定したアルブミンについても，その血清中における役割を再評価する必要があると考えている。

アルブミンは deep proteome 解析の妨げになるとの理由により，プロテオーム解析ではまず最初に除去されてきたタンパク質である。しかし，アルブミンは多くのペプチドと結合していたり，そのアミノ酸残基が多彩な反応をすることが明らかとなり，逆に最近では albuminome とよばれる研究を進めているグループも存在している[12]。

アルブミンは，その構造上多くのシステイン残基はジスルフィド S-S 結合であるが，Cys34 のみが遊離 SH 基であるため，血中に大量に存在するアルブミンが活性酸素のセンサーとして作用している可能性がある。実際に遊離脂肪酸の増加するメタボリックシンドロームマウスでは，SH 基を有するアルブミンが低下している（図3-3）[13]。遊離のオレイン酸などによる酸化ストレスの結果ではないかと考えるが，その修飾様式を含めて今後の課題である。

脂質過酸化反応の過程では多くの活中間体が生じることが知られているが，マロンジアルデヒド（MDA）は最も多量に生成されるアルデヒドであるため，MDA 修飾アルブミンの存在が示唆され，その定量的評価が生体における脂質過酸化反応のバイオマーカーとなる可能性もある。アルブミンの MDA 修飾アミノ酸残基としては 59 個のリジン残基が候補となるが，アルブミンの高次構造状の特徴，周囲の影響などから，最も優先的に MDA で修飾を受けるのは525 番目のリジン残基であることも解明されている。最近では，MDA 修飾ア

ルブミンに対する抗体がヒト血中に存在していることも証明されており，自己免疫疾患との関連が研究されている[14,15]。

筆者らは，SELDI-TOF-MS（いわゆるプロテインチップ）による血清タンパク質のプロファイリングを行っているが，最近，メタボリックシンドロームや糖尿病の発症前段階（いわゆる未病期）に変動する血清タンパク質を探索した結果，プレアルブミンであるトランスサイレチン（TTR）の酸化修飾体をバイオマーカーとして同定した。なかでもシステイニルトランスサイレチン（図3-4）は糖尿病，脂肪肝などの発症前段階で増加することを見出している。

トランスサイレチンは，肝臓で合成されるプレアルブミンであり，サイロキ

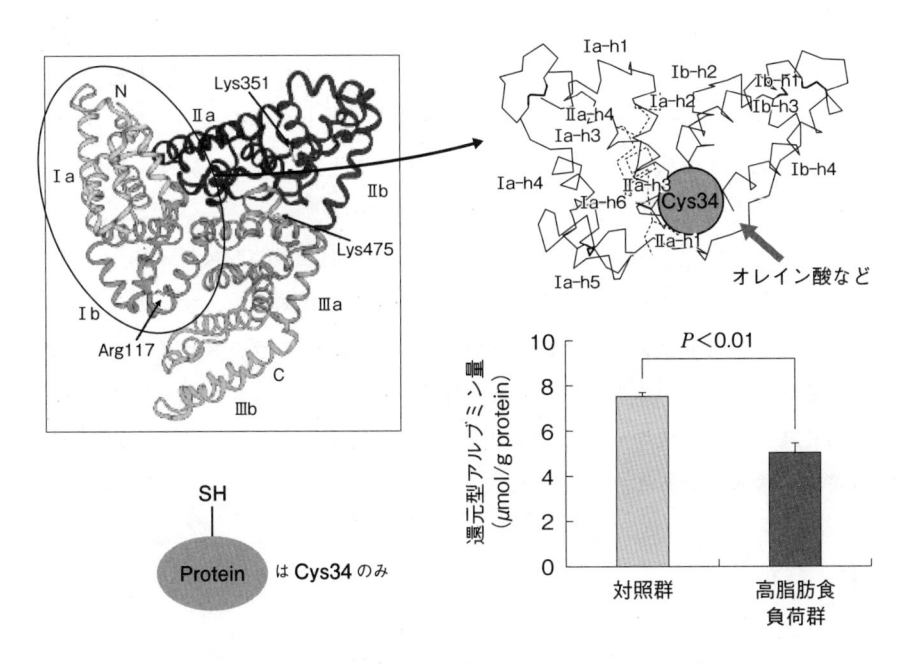

図3-3 アルブミンは酸化ストレスセンサー

※高脂肪食負荷マウスでは末梢血中の還元型（sulfhydryl）アルブミンが低下している（Yamato M., Shiba T., Yoshida M. et al. : Fatty acids increase the circulating levels of oxidative stress factors in mice with diet-induced obesity via redox changes of albumin. Febs J 2007 ; 274 ; 3855-3863 より一部引用）

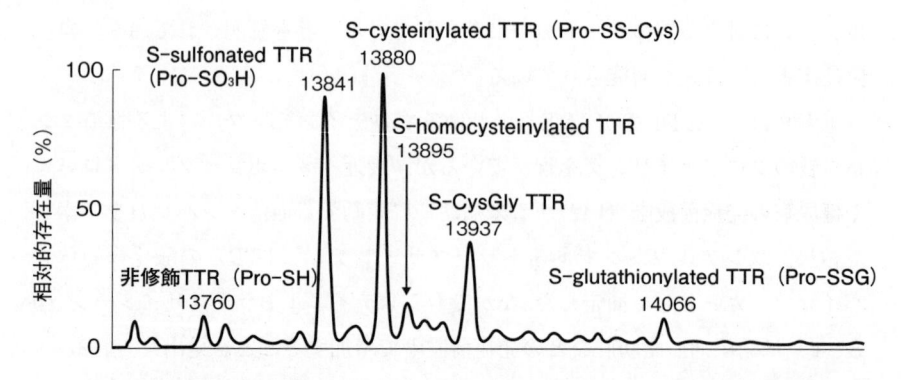

図3-4 血清中に存在するトランスサイレチンモノマーとその酸化修飾体

シン，レチノール結合タンパクのキャリアプロテインとして知られ，全身性アミロイドーシスの原因としてのトランスサイレチン変異タンパク質が報告されている。トランスサイレチンは4量体を形成し安定しているが，アミノ酸のなかでもシステイン残基（Cys10）が酸化されることにより，モノマー化あるいは酸化修飾を受けるのではないかと考えられている[16]。

このような酸化を受けたトランスサイレチンは血液中のシステイン，グルタチオンなどにより修飾を受けるため，血液中には酸化ストレスマーカーとしてのシステイニルトランスサイレチンやグルタチオニルトランスサイレチンが増加することになる。このような，酸化修飾トランスサイレチンは，生体における酸化ストレスマーカーとして利用できる可能性があり，現在その詳細な臨床的意義を検討中である。

4．おわりに

栄養療法・機能性食品による生活習慣病予防の問題点と科学的評価手法の重要性について述べた。SELDI-TOF-MSによる血清タンパク質プロファイリングの現状と問題点について解説し，筆者らが推進してきたリスクバイオマーカーによる評価手法の確立についての取り組みを紹介した。2007年末に京都

において「機能性食品と健康増進」と題した国際会議を開催したところ,海外からも多くの参加者を得,900名以上の研究者に参加していただき,この分野に興味をもたれている方々が大変多いことに驚いている。まだまだ発展途上の学際的研究領域であり今後の展開に期待していただきたい。

文　献

1) Ahsan H., Ali A., Ali R. : Oxygen free radicals and systemic autoimmunity. Clin Exp Immunol 2003 ; 131 ; 398-404.
2) Kovacic P., Jacintho J.D. : Systemic lupus erythematosus and other autoimmune diseases from endogenous and exogenous agents : unifying theme of oxidative stress. Mini Rev Med Chem 2003 ; 3 ; 568-575.
3) Toyoda K., Nagae R., Akagawa M. et al. : Protein-bound 4-hydroxy-2-nonenal : an endogenous triggering antigen of antI-DNA response. J Biol Chem 2007 ; 282 ; 25769-25778.
4) Chou M.Y., Hartvigsen K., Hansen L.F. et al. : Oxidation-specific epitopes are important targets of innate immunity. J Intern Med 2008 ; 263 ; 479-488.
5) Manabe E., Handa O., Naito Y. et al. : Astaxanthin protects mesangial cells from hyperglycemia-induced oxidative signaling. J Cell Biochem 2008 ; 103 : 1925-1937.
6) Naito Y., Takagi T., Yoshikawa T. : Molecular fingerprints of neutrophil-dependent oxidative stress in inflammatory bowel disease. J Gastroenterol 2007 ; 42 ; 787-798.
7) Aoi W., Naito Y., Takanami Y. et al. : Astaxanthin improves muscle lipid metabolism in exercise via inhibitory effect of oxidative CPTI modification. Biochem Biophys Res Commun 2008 ; 366 ; 892-897.
8) Aoi W., Naito Y., Sakuma K. et al. : Astaxanthin limits exercise-induced skeletal and cardiac muscle damage in mice. Antioxid Redox Signal 2003 ; 5 ; 139-144.
9) Tirumalai R.S., Chan K.C., Prieto D.A. et al. : Characterization of the low molecular weight human serum proteome. Mol Cell Proteomics 2003 ; 2 ; 1096-1103.
10) Shen Y., Kim J., Strittmatter E.F. et al. (2nd) Fang R., Tolie N., Moore R.J. et al. : Characterization of the human blood plasma proteome. Proteomics 2005 ;

5 ; 4034-4045.
11) Hortin G.L. : The MALDI-TOF mass spectrometric view of the plasma proteome and peptidome. Clin Chem 2006 ; 52 ; 1223-1237.
12) Lowenthal M.S., Mehta A.I., Frogale K. et al. (3rd) Liotta L.A. : Analysis of albumin-associated peptides and proteins from ovarian cancer patients. Clin Chem 2005 ; 51 ; 1933-1945.
13) Yamato M., Shiba T., Yoshida M. et al. : Fatty acids increase the circulating levels of oxidative stress factors in mice with diet-induced obesity via redox changes of albumin. Febs J 2007 ; 274 ; 3855-3863.
14) Vay D., Parodi M., Rolla R. et al. : Circulating antibodies recognizing malondialdehyde-modified proteins in healthy subjects. Free Radic Biol Med 2001 ; 30 ; 277-286.
15) Palacio J.R., Iborra A., Ulcova-Gallova Z. et al. : The presence of antibodies to oxidative modified proteins in serum from polycystic ovary syndrome patients. Clin Exp Immunol 2006 ; 144 ; 217-222.
16) Glushchenko A.V., Jacobsen D.W. : Molecular targeting of proteins by L-homocysteine: mechanistic implications for vascular disease. Antioxid Redox Signal 2007 ; 9 ; 1883-1898.

第4章 抗体チップによる未病診断・食品機能性評価の新しい展開

大澤 俊彦[*1]

1. はじめに

　2008年4月に導入された「特定健診」「特定保健指導」制度で利用できる未病診断評価法を確立することが大きく求められ，さらに，「食品機能性評価システム」への応用が，大きく注目されている[1]。現在，効能表示は認められているものの，その表示の範囲が限定されている「特定保健用食品」(トクホ)は，年間7,000億円に達するといわれている大きなマーケットであるが，今後，疾病のリスク低減を目的とした科学的根拠に基づいた「機能性食品」開発競争はますます過熱していくと推定されている。

　このような食品機能性評価のためには，ヒト臨床試験による評価が必要となり，そのためには，簡便な評価システムにより血液や尿中の未病診断バイオマーカーや疾患予防バイオマーカーを検出・定量することが必要であり，これにより食と健康の解明のための「分子疫学研究」や「大規模介入研究」への応用も可能となる。これらの研究のためには，疾病に至る前の段階，すなわち，未病診断評価が重要な課題となり，現在，国家的プロジェクトとして全国規模での調査・研究が計画中であり，その目的には，数千人から数万人規模での血液や尿中のバイオマーカーの測定が必要となる。また，「予防医学」や「抗加齢」を目的とした多くの学会や研究プロジェクトがスタートしており，将来的には「未病診断」や「生活習慣病予防」を目的とした診療システムも全国規模で展開されると推定されている。

[*1] 名古屋大学大学院生命農学研究科

もちろん，市場の動向や競合分析など，実用化に向けて解決すべき課題も多く存在するが，世界的な研究動向は，ゲノミクス研究から網羅的にタンパクレベルの発現を測定しようとする「プロテオーム」解析に展開されつつある。現在は，「プロテインチップ」もマススペクトルを用いた網羅的な解析への利用が主流であり，市販されている「プロテインチップ」の大多数は，化学的に固定した「ケミカルチップ」が中心で，世界的にも国内でも，モノクローナル抗体を固定化した実用的な「抗体チップ」は皆無といってもよい状況である。

　このような背景で，アゾポリマー上に数十種類から数百種類の組み合わせでモノクローナル抗体を固定化した，未病診断と疾患予防バイオマーカーに対象を絞った「抗体チップ」の開発から量産の技術開発，さらには，安価で簡便な専用の光測定システムの開発は，国内のみでなく世界的にも他に例はなく，この分野の研究の活性化に重要な役割を果たすものと期待される。

2．「タンパクチップ」への期待

　「タンパクチップ」はタンパク質間相互作用の高感度かつハイスループットな解析法として注目を浴び，その種類には大きく分けて2つの種類がある[2]。主に，ペプチドも含めたタンパク質の活性発現解析や精製などに用いられるケミカルチップと，タンパク質の相互作用を観察する際の指標となるバイオロジカルチップである。

　ケミカルチップは，タンパク質のもつ疎水性基の反応性を利用した反応や，陽イオン交換体や陰イオン交換体を固定し，イオン性基の吸着力を利用した反応，また，タンパク質中の金属イオンとのキレート力を利用した反応などが知られている。しかし，このような物理化学的性質を利用したタンパク質の固定法は限界があり，研究の主流はバイオロジカルチップの開発である。臨床診断や未病診断，さらには，機能性食品の評価に期待されている「タンパクチップ」は「バイオロジカルチップ」である。「バイオロジカルチップ」には，さまざまな固定法が用いられているが，現在，最も期待されているのは，抗原－抗体

反応を利用し，抗体を基盤上に固定化した「抗体チップ」である。その他の固定法としては，タンパク質-タンパク質やタンパク質-ペプチド，タンパク質-薬物，酵素-基質，さらには，DNA同士の相互反応を利用してDNA-タンパク質コンジュゲートを特異的に結合させる方法など，さまざまな手法が開発されてきている（図4-1）。

抗体をはじめとするタンパク質やペプチドなどの固定化法として最も一般的なのは，ニトロセルロース膜やアクリルアミド-ポリエチレングリコールのグラフトポリマーをコートした基板上に，タンパク質やペプチドをドットブロットの手法でスポットする物理化学的手法である。他にもさまざまなタンパク質固定法が開発され，例えば，DNAチップで一般的なポリリシンコートスライド上へスポットする方法や，オリゴヒスチジンタグを介したニッケル錯体で表面修飾された基板への固定化などが開発されている。さらには，強力な結合で

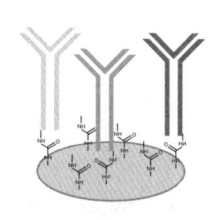

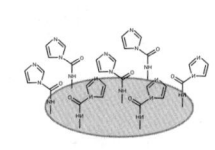

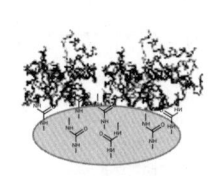

抗原-抗体タイプチップ　　活性型チップ　　タンパク質（ペプチド）レセプタータイプチップ

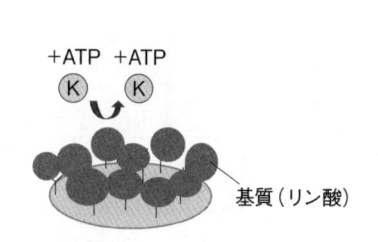

基質-酵素タイプチップ
（例：キナーゼ，K）

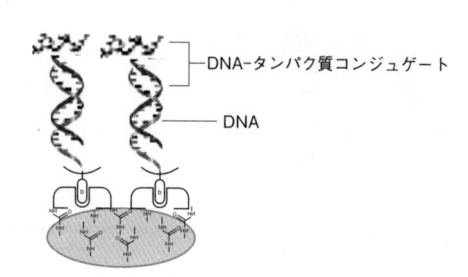

DNA-DNA＝タンパク質コンジュゲートタイプチップ

図4-1　代表的なバイオロジカルチップの例

あるビオチン-アビジン相互反応を用いる手法や，カルボキシル基のみ標識されたビオチンを介してタンパク質を同方向に固定化させるように工夫された固定化法，アミノ基との高い親和性が特徴のクラウンエーテルを利用した固定化法，互いに凝集する性質のある感熱性タンパク質の会合性を利用する固定化法，また，基板表面が自由に修飾できるポリエチレングリコール修飾自己組織化膜（SAM）の開発など，多くの開発研究が進められている。

しかしながら，現在，最も開発研究の進んでいる抗体チップでさえ，基板上に固定化された抗体の無秩序性により非特異的なタンパク質が結合するなど，抗原を特異的に検出するのに十分な感度・精度が得られていないのが現状である。さらに，相互作用の検出方式として，今まで一般的な手法として，蛍光検出が利用されているが，蛍光標識によるタンパク質の失活，蛍光分子に起因する検出エラー，タンパクチップの高価格化，さらには，検出機器の大型化・高価格化などの問題点が指摘されている。

このような背景で，われわれの研究グループも，網羅的なプロテオーム解析ではなく，「ポストトランスレーション」の段階で，ライフスタイルや食生活

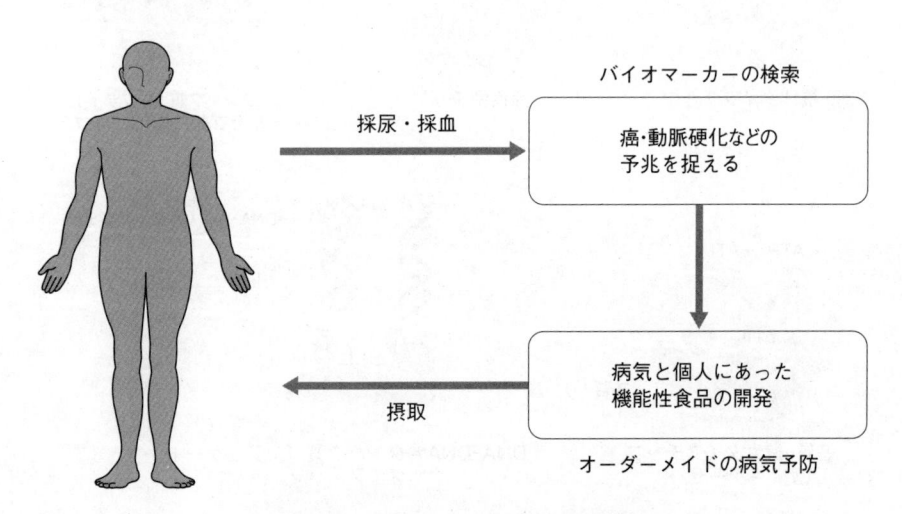

図4-2　バイオマーカーと疾病予防

により生じた疾病とはいえない未病段階における生体傷害の程度を，血液や尿，唾液などを対象に，今まで開発した「酸化ストレスバイオマーカー」を中心に，新たに「疾患予防バイオマーカー」を組み合わせることで，非侵襲的に測定しようというプロジェクトをスタートさせた（図4-2）。簡単に入手し得る唾液や血液，尿などの素材で，簡便かつ定量的に未病段階における疾患予防バイオマーカーを測定することで，まだ未病の段階なのか，それともすでに病気の段階なのかを診断し，個人個人に適した食生活を指導するとともに，機能性食品開発の評価に応用することができないものかと考えるようになった[3]。

3．「酸化ストレスバイオマーカー」の開発

　われわれの日常生活に必要な酸素も，過剰発現することにより直接，タンパク質やDNA，リン脂質を攻撃し,酸化的に修飾された「酸化修飾物」が生成する。さらに「活性酸素・フリーラジカル」は，細胞膜や脳組織を構成する脂質（多価不飽和脂肪酸とよばれる酸化されやすい脂肪酸が中心である）を攻撃し，反応性の高い「脂質過酸化物」を生成する。これらもタンパク質やDNA，リン脂質と反応して「付加体」が作られる[4]。私たちは，このような付加体をウサギやマウスに抗原として注射することで，酸化ストレスに特異的な30種類以上の「抗体」を得ることができた。

　酸化ストレスの環境下で，酸化傷害を受けた生体膜由来の脂質過酸化物がタンパク質，核酸，リン脂質などを修飾し，脂質過酸化物修飾物を生成することに着目した。マロンジアルデヒド（MDA）をはじめとする脂質過酸化終期生成物に関しては，著者らの研究グループを含めて数多くの報告が発表されてきたが，われわれは，疾患に至る前の段階，いわゆる未病段階で生じる酸化ストレスが，メタボリックシンドロームをはじめ，生活習慣病とよばれる疾病の原因として重要な役割を果たしているものと推定した。そこでまず，必須脂肪酸でω-6脂肪酸の代表であるリノール酸を対象にダイズリポキシゲナーゼによりリノール酸ヒドロペルオキシド（13-HPODE）を化学的,酵素的に作製した。

その後,タンパク質,特にリジンと反応させることによりN^ε-hexanoyl-lysine (HEL)[5]とN^ε-azelayl-lysine (AZL)[6]が得られたのでこれらを化学合成しタンパク質 (KLH) に縮合させた後,免疫化学的な手法を応用してモノクローナル抗体の作製に成功した。さらに,ω-3脂肪酸についてもドコサヘキサエン酸 (DHA) を用いて同様にヒドロペルオキシドを作製し,N^ε-propanoyl-

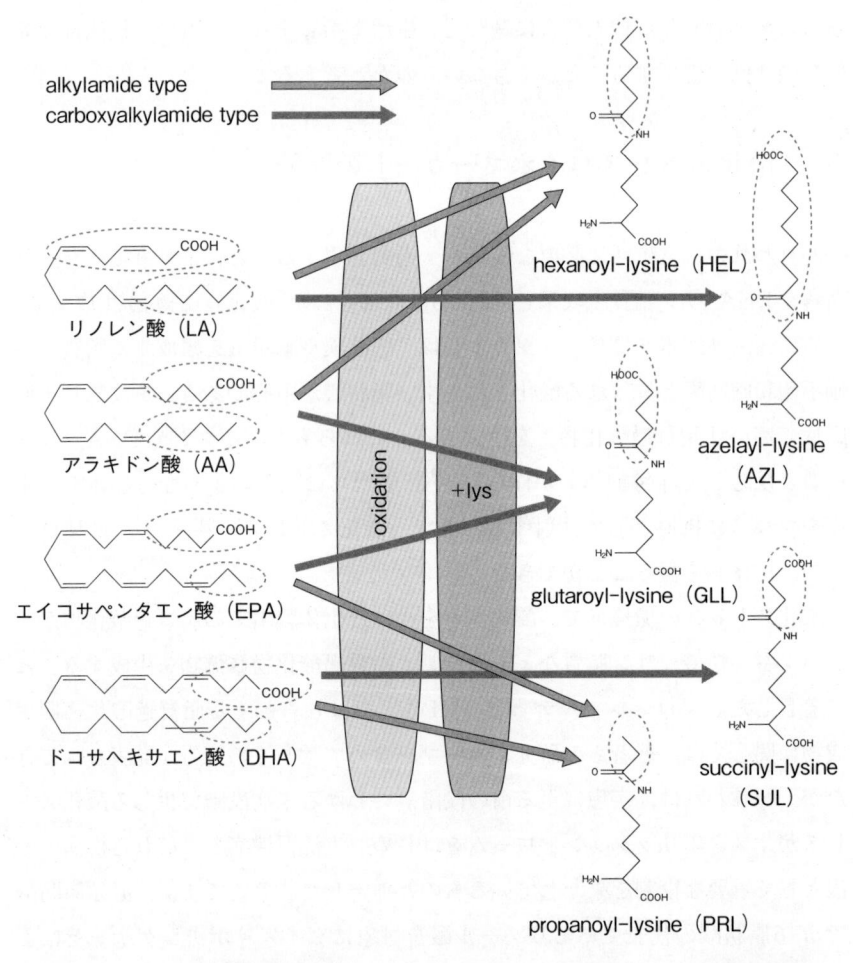

図4-3 多価不飽和脂肪酸ヒドロペルオキシド修飾リジンの生成機構

lysine (PRL)[7] と N$^\varepsilon$-succinyl-lysine (SUL) の検出・定量法を確立し（図4-3），ヒト動脈硬化病変組織からの検出に成功した[8]。

そこで，脂質過酸化初期生成物である HEL，SUL に特異的なモノクローナル抗体で申請者らが世界で最初に ELISA 法を確立し，モノクローナル抗体のインプリンティングに成功し，それ以外の抗体についても，順次進行中である（表4-1）。このような脂質過酸化物修飾物は，リジンだけでなく，他の生体成分との反応でも生成し得る。例えば，脳内に大量に存在するドコサヘキサエ

表4-1 現在，「抗体チップ」化を進めている抗酸化バイオマーカーに特異的なモノクローナル抗体のリスト

HEL	N$^\varepsilon$-hexanoyl-lysine	リノール酸，アラキドン酸のような ω-6 系脂肪酸ヒドロペルオキシド（初期脂質過酸化生成物）由来の酸化修飾生成物	競合法完了
AZL	N$^\varepsilon$-azelayl-lysine	リノール酸ヒドロペルオキシド由来の酸化修飾物	進行中
GLL	N$^\varepsilon$-glutaroyl-lysine	アラキドン酸，エイコサペンタエン酸ヒドロペルオキシド由来の酸化修飾物	進行中
PRL	N$^\varepsilon$-propanoyl-lysine	エイコサペンタエン酸，ドコサヘキサエン酸ヒドロペルオキシド由来の酸化修飾物	進行中
SUL	N$^\varepsilon$-succinyl-lysine	ドコサヘキサエン酸ヒドロペルオキシド由来の酸化修飾物	進行中
8-OHdG	8-hydroxy-deoxyguanosine	OHラジカルによるデオキシグアノシンの酸化修飾物	競合法完了
8-BrdG	8-Bromo-deoxyguanosine	過剰な炎症反応で生成するブロモ化デオキシグアノシン	進行中
ONE-dG	4-oxo-2-nonenal (ONE)-2'-deoxyguanosine	ω-6脂肪酸ヒドロペルオキシドによるデオキシグアノシン付加化合物，肝炎，肝障害などのバイオマーカー	進行中
Tg	Thymidine glycol	OHラジカル傷害DNA（紫外線，放射線などに特異的なバイオマーカー）	進行中
NY	Nitro-tyrosine	炎症反応，NO産生のバイオマーカー（喘息，関節リウマチなど）	進行中
DY	Di-tyrosine	好中球の過剰産生で生成（脳内老化や動脈硬化初期段階などで上昇）	進行中
DiBrY	Dibromo-tyrosine	好中球の過剰産生で生成する炎症反応のバイオマーカー	競合法完了

ン酸(DHA)やアラキドン酸(AA)は,ドーパミンと反応して新しい修飾物を生成し,これらは,パーキンソン病の新しいバイオマーカーとなり得るとともに,神経細胞のアポトーシスを誘導することを明らかにし[9],現在,モノクローナル抗体の作製を進めている。

これらの「抗体チップ」は,競合法(ELISA法)を基盤としており,動物種は影響されないので,マウス・ラット・ヒトなど,どの系でも応用できる利点があるので,さらに広い応用性が期待できる。このような背景で,最近特に注目したのは,われわれの生体防御に重要な役割を果たすマクロファージや好中球も,過剰な炎症反応が誘導され,タンパク質の酸化傷害が誘導されることである。特に,主要な食細胞として知られるマクロファージが産生するNOは,血管弛緩因子としての重要性や神経伝達因子としての役割など,生体に不可欠であるが,過剰発現の結果,特に,スーパーオキシド(O_2^-)と反応して産生されるペルオキシナイトライト($ONOO^-$)は,重要な酸化傷害因子であると推定され,生成したニトロチロシンは重要な酸化ストレスバイオマーカーとし

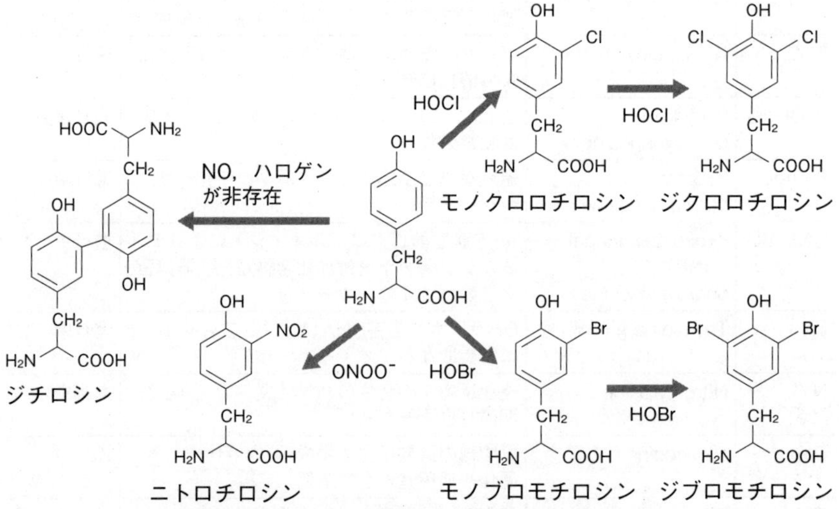

図4-4 炎症反応によるチロシンの酸化修飾

て知られている。

　一方，同じ食細胞として知られる好中球も過剰発現するとジチロシンやハロゲン化チロシンが酸化修飾物として生成することが明らかにされた[10]。一例として，われわれは，これらの酸化修飾チロシンに特異的な抗体を作製することに成功し，最近，低線量の UV 曝露でも皮膚の光老化が進行し，その理由として，好中球由来のミエロペルオキシダーゼ（MPO）が生産する過剰な「活性酸素」により酸化修飾を受けたチロシン，ジチロシンやニトロチロシン，ハロゲン化チロシンが生成することを免疫染色により明らかにしている[11]（図4-4）。

4．「抗体チップ」評価法の確立

　われわれは，肥満に基づく種々のバイオマーカー，例えば，アディポネクチンやレプチンのような抗炎症性のアディポサイトカインとともに，MCP-1 やレジスチン，TNF-α や IL-6 などのような炎症性アディポサイトカインを用いて，未病段階でメタボリックシンドローム診断を行うとともに（図4-5），糖尿病合併症や動脈硬化症の予防に有効だと思われる食品の機能性測定に効果

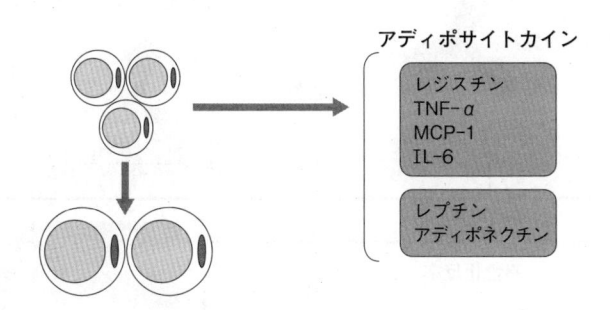

図4-5　酸化ストレスと肥満

※肥満の脂肪細胞ではマクロファージの浸潤が増加する
※肥満の脂肪組織では TNF-α，IL-6 といった炎症性サイトカインの産生が亢進し，抗炎症性アディポサイトカインの産生が減少することが知られている
※糖尿病モデルマウスでは7週齢で糖尿病は発症していないが，脂肪組織において NADPH oxidase の mRNA レベルでの発現上昇と，SOD や GPx といった抗酸化酵素の活性減少が認められた

が期待できる酸化ストレスバイオマーカーを組み合わせてチップ上にインプリンティングし，最終的には，メタボリックシンドローム予防の分子レベルにおける機能評価を行おうとする試みである[12]。

具体的には，一滴の血液や唾液，尿を対象に，疾患予防バイオマーカーや酸化ストレスバイオマーカーに特異的なモノクローナル抗体を，スライドガラス上にスピンコートされたアゾポリマーに光照射によりインプリンティングすることで「抗体チップ」を作製し（図4-6），化学発光で未病診断とともに食品機能性の評価を測定しようというものである。この抗体チップは，豊田中央研究所との共同研究で新規に開発したアゾ色素含有ポリマーをスライドガラス上にスピンコートした基板に，種々のモノクローナル抗体をインプリンティングしようというものである。

そのためにも，微量の血液や唾液，尿中に存在する「バイオマーカー」に着目し，われわれが開発した「抗体チップ」を用いて，科学的根拠をもつ機能性

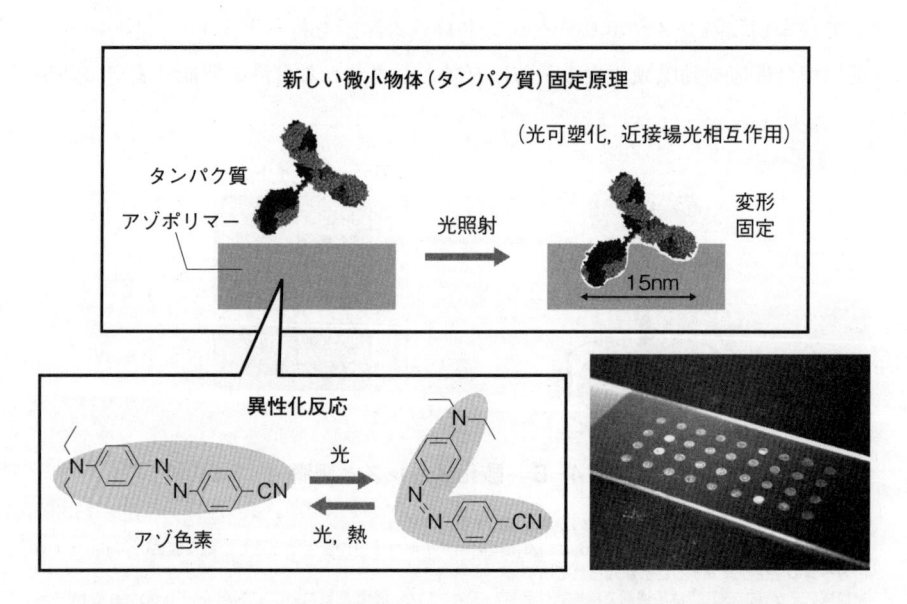

図4-6 アゾポリマーを基板とした新しい「抗体チップ」の概念

食品の開発のための評価システムの開発が最終的な目標である(図4-7)。このプロジェクトは,科学技術振興機構(JST)による平成17年度「大学発ベンチャー創出推進事業」に選定されており,平成21年3月に大学発ベンチャー企業(株式会社ヘルスケアシステムズ)の起業化を行ったので,近いうちに「抗体チップ」が市場で自由に購入でき,この抗体チップと測定用機器を予防医学の分野に応用することで未病診断を行い,各個人に適したテーラーメイドの食指導が可能になるとともに,科学的根拠に基づく「機能性食品」,いわゆる,"evidence-based functional foods"の開発へのツールになるものと期待している[12]。

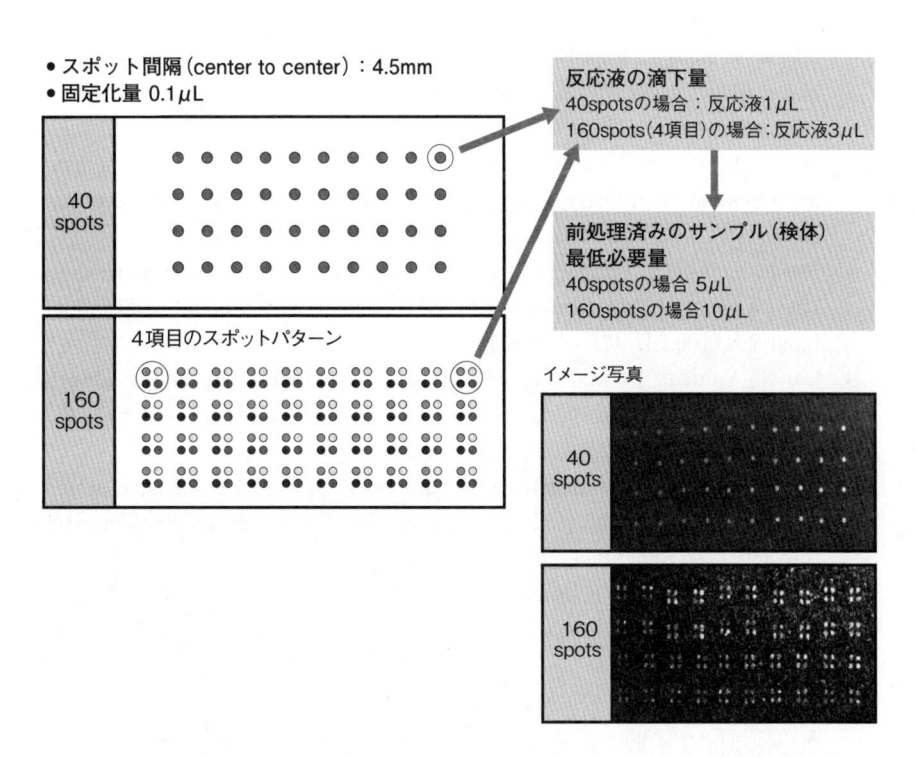

- スポット間隔(center to center):4.5mm
- 固定化量 0.1μL

40 spots

4項目のスポットパターン

160 spots

反応液の滴下量
40spotsの場合:反応液1μL
160spots(4項目)の場合:反応液3μL

前処理済みのサンプル(検体)最低必要量
40spotsの場合 5μL
160spotsの場合10μL

イメージ写真

40 spots

160 spots

図4-7 大学発ベンチャー(株式会社ヘルスケアシステムズ)で作製予定の「抗体チップ」

文　献

1) 大澤俊彦：生活習慣病とがん罹患リスク－肥満，脂質摂取など．医学と薬学 2006；55（3）；311-321.
2) 大澤俊彦：タンパクチップ．ストレスの科学と健康（二木鋭雄編著），共立出版，2008, p282-287.
3) 大澤俊彦：バイオマーカーの開発．抗肥満食品・素材開発と応用展開―メタボリックシンドロームにおけるバイオマーカーの確立と応用（大澤俊彦監修），シーエムシー出版，2007, p1-10.
4) 大澤俊彦：健康機能食品とバイオマーカー（ORAC, AOUを含む）．アンチエイジング医学―日本抗加齢医学会雑誌 2008；4（1）；37-43.
5) Kato Y., Yoshida A., Naito M. et al. : Identification and quantification of N^{ε}-(Hexanoyl)lisine in human urine by liquid chromatography/tandem mass spectrometry. Free Radic Biol Med 2004 ; 37 ; 1864-1874.
6) Kawai Y., Kato Y., Fujii H. et al. : Immunochemical characterization of a novel lysine adduct using an antibody to linoleic acid hydroperoxide-modified protein. J Lipid Res 2003 ; 44 ; 1124-1131.
7) Hisaka S., Dozaki N., Nakamura T. et al. : Chemical and immunochemical identification of propanoyllysine derived from oxidized n-3 polyunsaturated fatty acid. Free Radic Biol Med 2009（in press）.
8) Kawai Y., Fujii H., Okada M. et al. : Formation of N-epsilon-(succinyl)lysine *in vivo* : a novel marker for docosahexaenoic acid-derived protein modification. J Lipid Res 2006 ; 47（7）; 1386-1398.
9) Liu X., Yamada N., Maruyama W. et al. : Formation of dopamine adducts derived from brain polyunsaturated fatty acid: Mechanism for Parkinson's disease. J Biol Chem 2008 ; 283（50）; 34887-34895.
10) Kato Y., Kawai Y., Morinaga H. et al. : Immunogenicity of a brominated protein and successive establishment of a monoclonal antibody to dihalogenated tyrosine. Free Radic Biol Med 2005 ; 38（1）; 24-31.
11) Ishitsuka Y., Maniwa F., Koide C. et al. : Detection of modified tyrosines as an inflammation marker in a photo-aged skin model. Photochem Photobiol 2007 ; 83 ; 698-705.
12) 大澤俊彦：抗酸化成分の役割とフィトケミカルへの期待．アンチエイジング・ヘルスフード―抗加齢・疾病予防・健康寿命延長への応用（水島裕監修，青木晃，白澤卓二，矢澤一良，米井嘉一編集），サイエンスフォーラム，2008, p39-47.

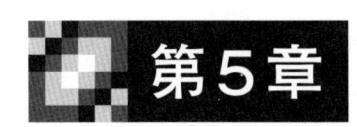

第5章 個人対応栄養指標確立に向けたメタボリックプロファイリング法の重要性と可能性

豊岡利正*[1]

1．はじめに

現代社会は，ポストゲノム科学の応用技術により可能となった遺伝子やタンパク質の発現とその表現型である代謝物の網羅的解析（メタボローム解析）技術を，どのように統合しバイオサイエンスに応用するか，という重要な課題に取り組んでいる。本章では，個人対応の栄養指標を確立するための一つの手段としてのメタボライトプロファイリング法の重要性と可能性を概説する。

細胞の働きを包括的に理解しようとするとき，ゲノム解析（DNA 塩基配列の網羅的解析），トランスクリプトーム解析（mRNA 解析）やプロテオーム解析（タンパク質の網羅的解析）に加えて，代謝物質の網羅的解析であるメタボローム解析が重要である[1,2]（図5-1）。しかし20世紀末までは，すべての代謝物質を網羅的に解析するという発想はなく，メタボロームという言葉さえなかった[3,4]。この理由としては，遺伝子やタンパク質を構成する化合物は，遺伝子では数個，タンパク質でもたかだか30種類程度であるのに対して，代謝物質の場合は，その数は無限と言ってもよいほど多数であるためであり，これまでは，この予測不可能な多数の代謝物質を短時間で精度よく計測するための高度な方法論がなく，技術的に困難であった。また，大量のデータを網羅的に収集し，コンピューターを用いて整理・統合する技術もなかった。しかし，21世紀に入って，代謝物質を網羅的に測定するための機器類が整備され，また，バイオテクノロジーとIT が融合することよりインフォマティクス（情報科学）

*[1] 静岡県立大学薬学部

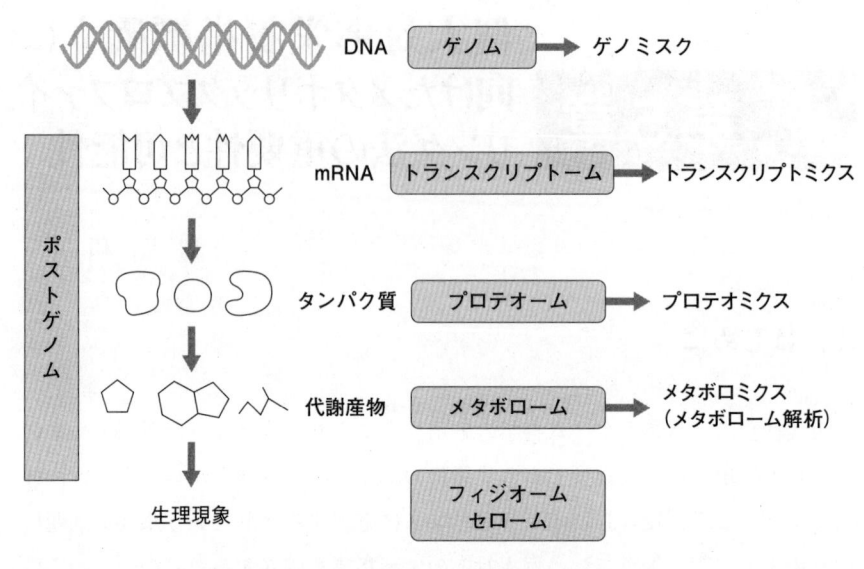

図5-1 ポストゲノムの Omics ワールド

DNA → ゲノム → ゲノミクス
mRNA → トランスクリプトーム → トランスクリプトミクス
タンパク質 → プロテオーム → プロテオミクス
代謝産物 → メタボローム → メタボロミクス（メタボローム解析）
生理現象 → フィジオーム／セローム

ポストゲノム

が確立されつつある。このような背景から，ポストゲノム時代において，メタボローム研究（metabolomics, metabonomics 研究）は，今後バイオサイエンス分野において，重要な位置づけとなっていくと予測される。

では，なぜ代謝物質が重要か，ということであるが，代謝物質は，生命活動の最終の化学的表現型であり，この表現型の物質的基礎である代謝物質を無視して，mRNA やタンパク質と生物学的機能や形質を結び付ける物質的メカニズムを見つけることは極めて困難であるためである。また，代謝物質やその中間体そのものが，食糧や医薬や化学原料として価値がある。

メタボローム解析で取り扱う測定対象試料としては，動植物細胞，臓器，血液，尿，唾液，毛髪等，ほとんどすべてのものが測定試料となり得る。内因性の代謝物質は，食事，薬物，環境等の外因性刺激や疾患等の影響で日々連続的に変化している。メタボローム研究では，これらの代謝物質を「群」として捉え，代謝物質を網羅的に解析し，変化に影響を与えている要因を特定する。し

たがって，すべての内因性の代謝物質が測定対象物質であり，医薬品代謝物等の外因性物質由来の化合物は測定の対象外である。

2．メタボローム解析技術のバイオサイエンスへの応用

　細胞活動に必要な物質とエネルギーは，代謝によって生産され，これらの代謝物質は遺伝子と酵素の発現に基づいて生産されるのみならず，代謝物質の変動が遺伝子の発現を制御している例が明らかとなっている。それゆえに，細胞機能を解明するためには，遺伝子やタンパク質の発現のみならず，さまざまな酵素が生産する全代謝物質（メタボローム）を網羅的に測定し，遺伝子発現や酵素活性との関係を明確にすることが重要である。

　メタボローム解析とは，細胞内に存在する代謝物質を網羅的に同定し，全代謝物質のリストを作成し，ゲノム情報から予測された不完全な代謝経路を補完し，細胞内の全体の代謝経路モデルを完成させることを目的とする。細胞内の代謝全体をモデル化することは，生化学や細胞生物学における究極の目的の一つであり，メタボローム解析技術とバイオインフォマティクスを駆使しなければならない。しかし，この全代謝物質を網羅的に測定し，構造を決定していく作業には，多くの時間と努力が必要不可欠である。

　一方，代謝物質の構造を解析しなくとも，全代謝物質のパターン（メタボライトプロファイリング）から，試料をクラス分け（クラスタリング）することができる[5]。このメタボライトプロファイリング法を利用すれば，代謝物質を特定しなくとも，また代謝物質が混在している状態でも，遺伝子の機能や表現型を特徴づける化合物（群）をみつけることができる。

　メタボライトプロファイリング法を利用することによって，可能と考えられる応用分野を表5-1に示す。例えば，疾病の診断では，癌細胞と正常細胞のプロファイリング比較を行い，一方の細胞には存在しない物質や大きく差のあった物質を確認，同定することによって，両細胞の違いを明確にすることができ，癌細胞に特有に存在する物質を特定できることになる。これらの物質は，

表5-1　メタボロミクス研究の有用性

農芸化学	・発酵技術の改良 ・品種改良の効果の早期評価 ・産地の特定（品質管理等）
製薬分野	・新薬開発 ・医薬品の安全性や薬効の予測 ・毒性マーカーの探索 ・治療効果の判定
疾病診断	・病態解析（マーカー探索） ・疾患の診断（マーカー探索） ・境界領域者の診断（プレマーカーの探索）
食品分野	・新規有効成分の評価 ・医薬品－食品の併用効果（相互作用）の解析

癌細胞の代謝において鍵となる物質（いわゆるバイオマーカー）と推測でき，癌診断に利用できる。

　これまでは，医療におけるバイオマーカーとしてはタンパク質や遺伝子が注目されてきた。事実，臨床検査では，検査項目の大部分が酵素活性の測定である。しかし，病状の進行や改善の監視，投与した医薬品の治療効果や病原菌に対する阻害効果や阻害機構の指標としては，ヒトや病原菌の代謝物質をバイオマーカーとするほうが，より適切である。

　これまで先天性代謝異常症におけるアミノ酸（メープルシロップ尿症のロイシン，イソロイシンやフェニルケトン尿症のフェニルアラニン）のように，多くの代謝物質が疾病のバイオマーカー分子として見出されており，それらを利用した化学診断法も実用化されているが，メタボローム解析による網羅的なプロファイリングは実施されていないので，今後は多くの疾病に対する新たなバイオマーカー分子が発見されるものと期待される。特に，加齢や糖尿病や高血圧症等の生活習慣病等の解析（病因の解明や診断，治療等）には，特定のバイオマーカーを調べるよりは，代謝物質の変動を網羅的に観察するメタボライトプロファイリング法が有効であろう。

　新薬の開発研究には多額の費用と期間がかかり，市場に出る割合は極めて低

い。メタボローム解析は医薬品開発の各段階で寄与できるものと考えられるが,特にリード化合物の発見と,臨床試験の早期の判断を可能とするものとが期待される。医薬品開発には,目的とする疾病に対して治療効果を示すリード化合物の発見とその薬効を増強し副作用や毒性を低減させるリード化合物の構造を最適化するという二つの課題がある[6]。

　一般に,リード化合物の薬理作用は弱いので,リード化合物の発見には,ハイスループットで感度の高いスクリーニング法を開発しなければならないが,メタボライトプロファイリング法はこれらの条件を満たしている。医薬品の投与前後のメタボロームを比較することによって,その医薬品が引き金となって活性化,あるいは不活性化した物質や代謝物を特定することができる。

　これら代謝物質等の増減を利用すれば,薬効や毒性のマーカーとなり,医薬品の治療効果の判定や,有効性や副作用,毒性や安全性の評価に利用することができるばかりか,類似の薬効(作用点)をもつ新薬の開発研究の際に有効性や安全性の指標となる。また,新薬の臨床試験においては,用いた医薬品候補化合物の有効性と安全性を評価するには数カ月を要するのが常であるが,効果の判定に代謝プロファイルを指標とすると,その変化は投与から数時間で現れると予測されるため,臨床試験の期間を短縮できる可能性がある。

　また,農芸化学や食品分野への応用としては,プロファイリングの比較分析を行うことにより,発酵技術の改良や品種改良に伴う効果の早期評価や品質管理を目的とした産地の特定,環境の違いによる成育の差異の研究等が考えられる。さらに,野菜や果物中の有効成分の評価や検索,ならびに医薬品－食品(健康食品等も含む)の併用効果(相加,相乗,減弱等)の解析等への応用が考えられる。

　このようにメタボローム研究はさまざまな分野への応用が期待されるが,実際にメタボローム解析技術により実用化された例は極めて少ない。しかし,大いなる可能性を秘めている。

　このメタボライトプロファイリング解析技術を利用すれば,疾病の早期診断のみならず,未病の境界領域者のプレマーカーの探索や栄養状態の判断の指標

となる可能性があり，その先には，テーラーメイド医療や個別栄養学に貢献できる可能性も示唆している。

3．メタボローム測定法

メタボローム研究では，多数の代謝物質を一斉に，かつ網羅的に測定しなければならない。そのために使用される測定機器には，NMR (nuclear magnetic resonance)[7]，FT-ICR-MS (fourier transform ion cyclotron resonance mass spectrometry)[8]，LC-MS (liquid chromatography mass spectrometry)[9]，GC-MS (gas chromatography mass spectrometry)[10]，CE-MS (capillary electrophoresis mass spectrometry)[11,12] 等があげられる（図5-2）。

メタボローム解析の初期の段階では，NMRが用いられたが，感度，定量性や再現性が低く，最近ではあまり使われなくなってきている。質量分析計(MS)では，分子量をm/zとして計測できるので，測定したい分子量の範囲（例えば100〜1,000等）を網羅的に測定すれば，どのような分子がどの程度あるのか，といった情報を，短時間で知ることができる。

FT-ICR-MS法は質量分析計の一つで，NMR法と同様に各化合物を分離す

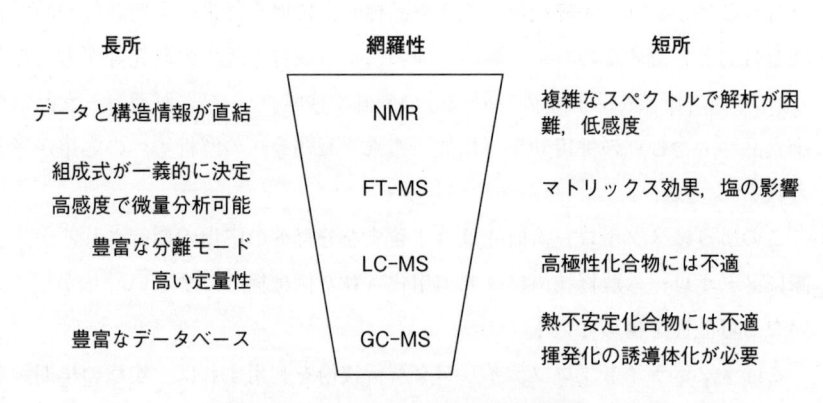

長所	網羅性	短所
データと構造情報が直結	NMR	複雑なスペクトルで解析が困難，低感度
組成式が一義的に決定 高感度で微量分析可能	FT-MS	マトリックス効果，塩の影響
豊富な分離モード 高い定量性	LC-MS	高極性化合物には不適
豊富なデータベース	GC-MS	熱不安定化合物には不適 揮発化の誘導体化が必要

図5-2　メタボロミクス測定機器

る必要がないうえ，m/zの精度がよいため（通常5ppm以内），分子量が極めて類似していても，化合物の組成が違えば，容易に各化合物を識別できる利点がある．しかし欠点としては，細胞等の試料中に多く存在する異性体類（構造異性体や光学異性体等）を区別することができない．そこで，MSに試料を直接導入するのではなく，試料中の各成分をクロマトグラフィー等の分離機器によって，あらかじめ分離したほうがよい．この場合，分離後にMSで検出するので，全成分を完璧に分離する必要はない．この分離機器としては，GCやLCが標準的な方法として用いられており，MSと組み合わせたGC-MSやLC-MSが利用される．

一般に代謝物は不揮発性の物質が多いため，GC-MSを使用する際には，各成分を揮発化しなければならないので，揮発化のための誘導体化処理が不可欠となり，その使用が限られる．ただし，GC-MSは高い分離能と感度をもった測定法であるうえ，これまでのデータの蓄積が多いため，データベースは豊富であり，未知物質の構造解析には適している．これに対して，LC-MS法は，揮発化のための誘導体化を必要とせず，代謝物質分析には適していると言えるが，反面，強極性の分子は，通常の逆相LCでは，カラムにほとんど保持されず素通りするか，同時に溶出してしまうので注意が必要となる．

イオン性の極性化合物の分離検出には，キャピラリー電気泳動とMSを組み合わせたCE-MSが適しているが，その扱いには熟練を要する．また中性分子は原理的に測定できないので，LC-MSとの組み合わせが不可欠となる．このように，それぞれの測定法には，長所と短所があるので，全代謝物質を網羅的に測定するには，適宜組み合わせて用いることが肝要である．

通常，LC-MS，GC-MS，CE-MS等で得られた情報（保持時間，ピーク強度，m/z情報）は，システム内のソフトウェアにより簡略化された後，多変量解析等のデータ処理が行われ，特徴づけられる化合物（群）が抽出される．メタボローム解析においても，ゲノム解析やプロテオーム解析と同様にインフォマティクス（情報科学）が必要不可欠であり，大量の代謝物質情報を整理・統合したデータベースが必須である．これには，京都大学のKEGG（kyoto encyclopedia of genes and genomes）データベースが有名である[13]。

　メタボローム解析における究極の目的の一つはシミュレーションであり，個々の代謝反応のルールを与えると全体の流れをリアルタイムでシミュレーションする E-CELL システムというものもある[14]。また，ゲノム配列情報から自動的に代謝モデルを生成する GEM（genome-scale E-CELL model）システムも知られている。

4．メタボローム研究の方向性

　NMR や MS を中心とした検出技術や，LC，GC，CE といった分離技術の飛躍的な進歩およびデータベースの充実により，メタボローム研究は，着実に発展してきてはいるが，ゲノム解析やプロテオーム解析に比べてその歩みは鈍い。その最大の理由は，DNA → mRNA → タンパク質（酵素）のセントラルドグマと代謝物質とは直接的な関連がないことである。また，アミノ酸，有機酸，糖，脂質等，さまざまな物性や構造をもつ成分が混在し，その量的な割合が極端に異なるうえ，多くの場合，目的となる物質は微量であることや，同定や定量のために必要な代謝物質の標品の種類が限られていることなども，その要因として考えられる。

　メタボローム研究には，二つの大きな方向性があると考えられる。一方は，先にも述べたように，LC-MS 法等で未知成分，既知成分にかかわらず検出されるすべての物質の相対量を求め，多変量解析などの統計処理によって比較し試料間の差異を測定する方法である。この試料間の差を特徴づける代謝物質（群）があればそれらを同定，定量し変動の要因を探る。もう一つは，既知成分の定量である。この場合，単一の化合物の場合もあれば TCA サイクル中の代謝物や解糖系の代謝物等の化合物群が対象となる場合もあり得る。次節では，メタボローム解析の応用例を著者らの研究を交えて紹介する。

5. メタボローム解析の応用例

(1) 網羅的メタボローム測定

　これまでのメタボローム研究は，尿，血液，臓器，細胞を試料とし，文字どおり全代謝物を同定する試みが主であったが，全代謝物質のパターンから試料をクラス分け（クラスタリング）できるので，健常人群と患者群のプロファイル比較を行い，大きく差があったピーク物質を同定することにより，患者に特有な物質（バイオマーカー）を特定することができる。この物質が患者の代謝において鍵となる物質であると推定でき，疾病の診断法や治療法の評価等に利用できる。

　このように，ある疾病の診断や治療を目的とした病態に特異的なバイオマーカーの検索には，金沢医科大学の久原グループ等が GC-MS を用いて新生児代謝異常症の検索を行っているが，メタボローム解析に基づくこの種の研究は少ない。ある特定の疾病に対して，特定のバイオマーカーを見つけることができない場合でも，一定の代謝物パターンが得られる場合には，このパターン解析により疾病の診断や治療効果の解析に利用することができる。

　近年，創薬研究や疾病診断等を目的としたバイオマーカーの探索研究が盛んに行われているが，そのほとんどが，タンパク質性のバイオマーカーの探索であり，代謝物由来の低分子バイオマーカーの発見例は極めて少ない。

　また，メタボリックシンドロームが話題となっているが，多くの場合，生活習慣病は，早期に発見し対策を講じれば，そのリスクは軽減する。このような背景から，われわれはメタボライトプロファイリング法により，疾病境界領域者や患者に特有な低分子化合物群の解析を行い疾病の早期診断や治療効果の解析を検討している。また，病気の早期診断法の開発を目指し，生活習慣病（高血圧，糖尿病等）に特異的なマーカー分子の探索を行っている。測定対象試料としては，はじめに非侵襲性で患者の負担が少ない唾液を用いた。

　唾液中には，血液と類似の化学物質が含まれているが，血液に比べその種類

が少ない。また全般的に濃度が低く検出が困難であるため，これまで唾液は限られた分野でしか測定試料として利用されてこなかった。しかし，LCやCE等の高性能分離分析装置やMS等の高感度検出器が開発され，唾液を用いた研究が進められつつある。これまで，癌のバイオマーカーの同定や糖尿病に関して血糖値と唾液中のグルコース濃度との間によい相関があること等が報告されている。

　健康診断受診者（健常者，境界領域の未病者，有病者を含む）の唾液を，空腹時唾液採取チューブ（サリペット）を使って採取後，有機溶媒を添加し，除タンパク，次いで遠心分離後試料溶液とし，液体クロマトグラフィー飛行時間型質量分析計（LC-TOF-MS）で全成分を網羅的に測定した。そのデータを基に多変量解析し，各疾病に対する有病者，未病者，健常者にクラス分けしプロファイリングを行った。その結果，いくつかのバイオマーカー候補化合物と思われる物質が見出されたが，個体間のバラツキが大きく明確なバイオマーカー候補（群）を見出せなかった。この主な原因の一つは，唾液中には，尿におけるクレアチニンのような絶対的な基準物質がないため濃度補正ができないためだと考えられる。従って唾液中で基準となる物質を発見することが今後の課題となろう。

●ラット体毛中の高血圧関連バイオマーカーの探索

　毛髪は，これまで麻薬や覚醒剤等の乱用薬物の検出試料としては用いられてきているが，最近では，これら外因性の物質のみならず，生体成分（生体内代謝物等）も多種存在していることが明らかとなってきている。われわれの研究でも，ヒト毛髪より，ポリアミン[15]やヒスタミン[16]とその代謝物が見出されており，生活習慣病に関連する物質（群）の存在やそれらの変化の可能性が示唆される。また，採血と異なり唾液と同様に毛髪の採取には苦痛を伴わないので，検査への抵抗感はほとんどないと考えられる。

　最終的な目的はヒト毛髪のプロファイリングを行うことであるが，その予備検討として，遺伝的高血圧ラット（SHR/Izm），脳卒中易発症ラット（SHRSP/

Izm) および対照ラット (WKY/Izm) のそれぞれの体毛を用いてプロファイリングを行った。また，WKY/Izm を用いて，加齢に伴う代謝物質のプロファイリングも同時に実施した。

体毛の採取は，5，7，10，18，26，34，43週齢後，各ラット背部の体毛を，根元部分から切断し，体毛からの低分子物質の抽出は，分析直前に酸，塩基，有機溶媒等により行った。試料は，唾液と同様に LC-TOF-MS を用いて低分子物質を網羅的に測定し，多変量解析により統計処理し，マーカー分子を選択，検出し，それらの同定を試みた[17]。

図5-3〜6に，その結果を示した。図5-3のスコアープロットから明らかなように，26週齢では，フェノタイプごとにクラスタリングでき，優位な差が認められた。さらにトレンドライン（図5-4）より，m/z 235.40 の化合物は SHRSP に特徴的であり，7週齢の発症前のラットでは対照ラットと差が認められないことから，バイオマーカー分子となり得ることが示唆された。

一方，加齢に伴うバイオマーカーの探索では，10，26，43週齢で比較した

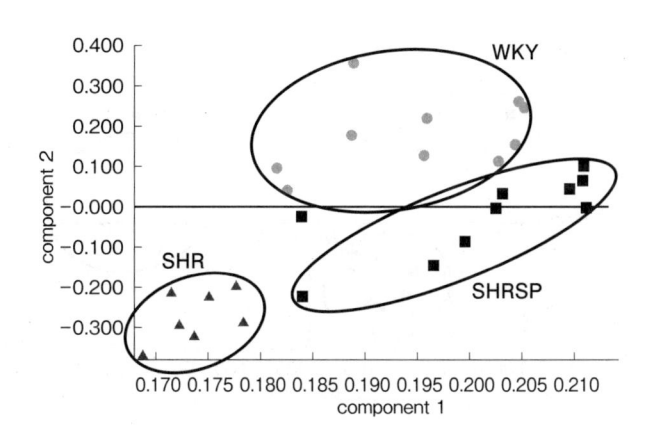

図5-3　26週齢フェノタイプラット体毛の PCA スコアープロット

(Inagaki S., Noda T., Min J.Z. et al. : Metabolic profiling of rat hair and screening biomarkers using ultra performance liquid chromatography with electrospray ionization time-of-flight mass spectrometry. J Chromatogr A 2007 ; 1176 ; 96, Fig.2 を引用)

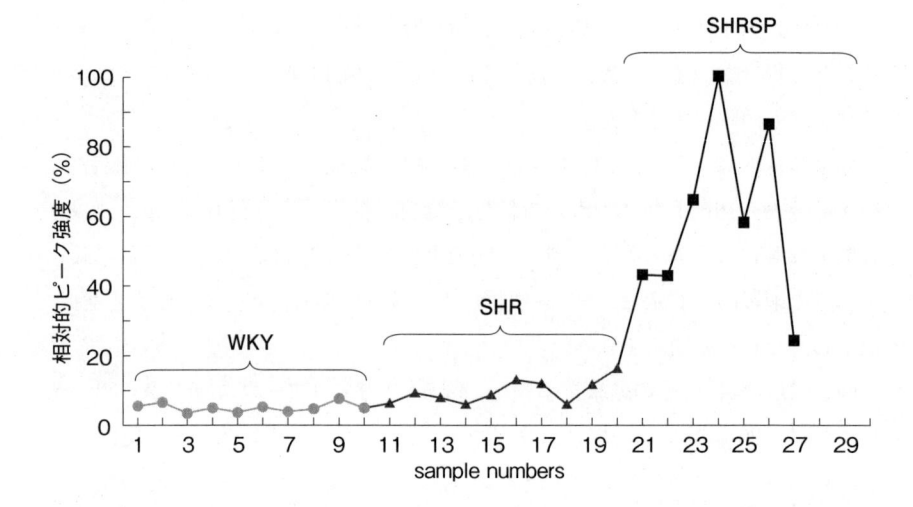

図5-4　ラットフェノタイプによる m/z 235.40 化合物の trend line

(Inagaki S., Noda T., Min J.Z. et al. : Metabolic profiling of rat hair and screening biomarkers using ultra performance liquid chromatography with electrospray ionization time-of-flight mass spectrometry. J Chromatogr A 2007 ; 1176 ; 97, Fig.3 を引用)

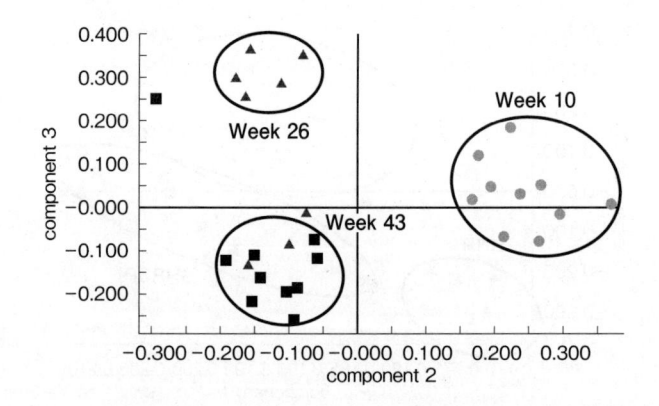

図5-5　加齢に伴う正常ラット体毛の PCA スコアープロット

(Inagaki S., Noda T., Min J.Z. et al. : Metabolic profiling of rat hair and screening biomarkers using ultra performance liquid chromatography with electrospray ionization time-of-flight mass spectrometry. J Chromatogr A 2007 ; 1176 ; 98, Fig.5 を引用)

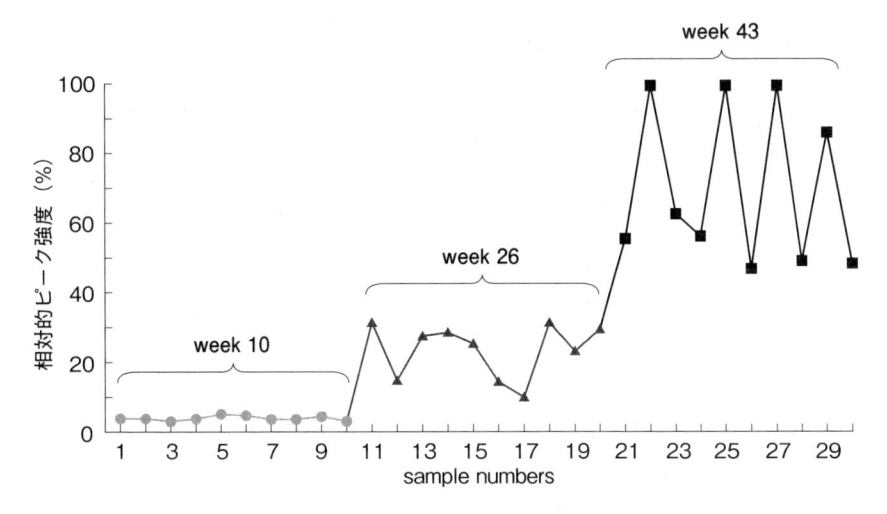

図5-6 正常ラット加齢に伴う m/z 362.15 化合物の trend line

(Inagaki S., Noda T., Min J.Z. et al. : Metabolic profiling of rat hair and screening biomarkers using ultra performance liquid chromatography with electrospray ionization time-of-flight mass spectrometry. J Chromatogr A 2007 ; 1176 ; 98, Fig.6 を引用)

ところ，図5-5に示すようにクラスタリングでき，m/z 362.15 の化合物が加齢に伴って上昇していた（図5-6）。現在これらの化合物のデータベース検索や構造解析を実施している。

このように，メタボライトプロファイリングを行うことによって，疾病に関わる分子や加齢に関連する分子を見出すことができたことから，ヒトにおいても，健康状態の解析（疾病，未病等の解析）や年齢，性差，栄養状態の監視等にメタボローム解析が有用となる可能性があるものと考えられる。ただし，ヒトの場合，実験動物と異なり，食生活や生活環境，生活習慣等が異なるため，個体差をいかに統計的に棄却解析できるかが，ポイントとなろう。

(2) 選択的メタボローム測定

前項では，網羅的メタボローム測定の一例を述べた。しかし先にも述べたように，代謝物質にはアミノ酸，糖，脂質，核酸等のさまざまな分子が存在している。したがって前処理を何種類かの方法で，かつ適切に行わなければ，網羅的に測定できた，とは言いがたい。多種類の方法で前処理後測定することは，時間のかかるたいへんな作業である。本来メタボローム解析は，ハイスループットと考えられがちであるが，本当の意味で網羅的に測定しようとする場合には，このように大変に時間のかかる作業であり，極めてロースループットと言える。しかし，アミノ酸だけを測りたいとか，脂質のみを測定したいなど，測定対象とする化合物群が明らかである場合には，ある特定の物質群を対象とする選択的メタボローム解析が有利である[18]。

1）アミノ酸の選択的測定（アミノインデックス法®)[19]

生体内においてアミノ酸は種々の代謝ネットワークを形成し，癌や循環器疾患や糖代謝疾患等多くの疾患は，血中アミノ酸濃度の変動を引き起こすため，アミノ酸濃度は体内状態を反映する指標となり得る。同一個人のアミノ酸濃度の日間変動は小さく，ヒトの血中アミノ酸濃度のパターンはマウスやラットと類似している。したがって，正常動物と病態モデル動物のアミノ酸を比較すれば，その疾病に関連するアミノ酸を見出せるはずであるが，特定の代謝異常症を除いて，単一のアミノ酸濃度から疾病の有無を知ることは困難である。しかし，病態モデル動物のアミノ酸濃度パターンを測定し正常動物とプロファイリングを行うことにより，その結果をヒトに適用できると考えられる。

味の素の研究グループは[19]，アミノ酸分析計を用いて，血液中の複数のアミノ酸の組み合わせを統計的に解析し，アミノ酸濃度からなる指標（アミノインデックス®）を作成することで，健康状態を把握できる可能性を報告している。

例えば，図5-7に示すように，糖尿病のモデルラットと正常ラットをアミノインデックス®で比較すると，糖尿病と正常では明らかに数値が異なってい

た。さらに，この糖尿病ラットにインスリン投与すると，アミノインデックス®の数値は正常ラットに近づいた。類似の例としては，慢性肝炎患者の肝線維化の進行度とアミノインデックス®の相関をとると，進行の度合いに従って，その数値は大きくなった（図5-8）。このアミノインデックス®を用いることによって，ヒトの健康状態を知ることができるという結果は，この手法を使えば，個々のヒトの栄養状態を把握できる可能性があることを意味しており，テーラーメイド個別栄養学への貢献が期待される。

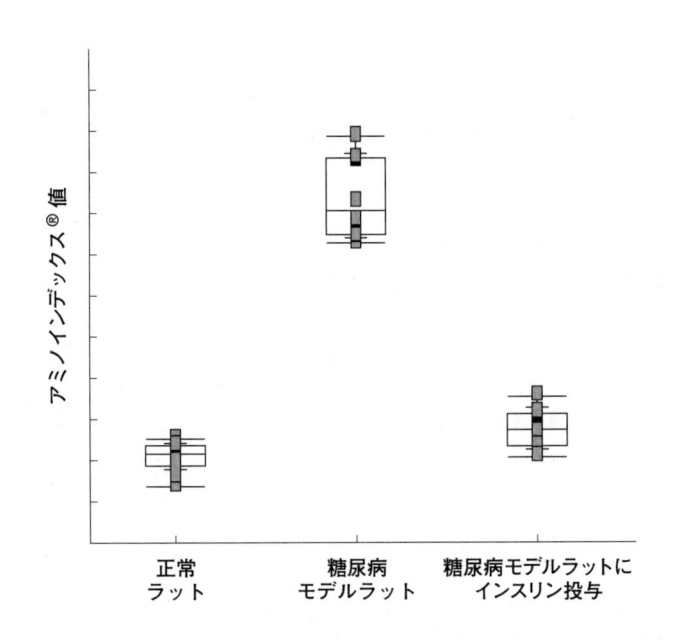

図5-7　アミノインデックス®による糖尿病モデルラットの判別と治療効果の判定

〔味の素(株)のホームページより引用〕

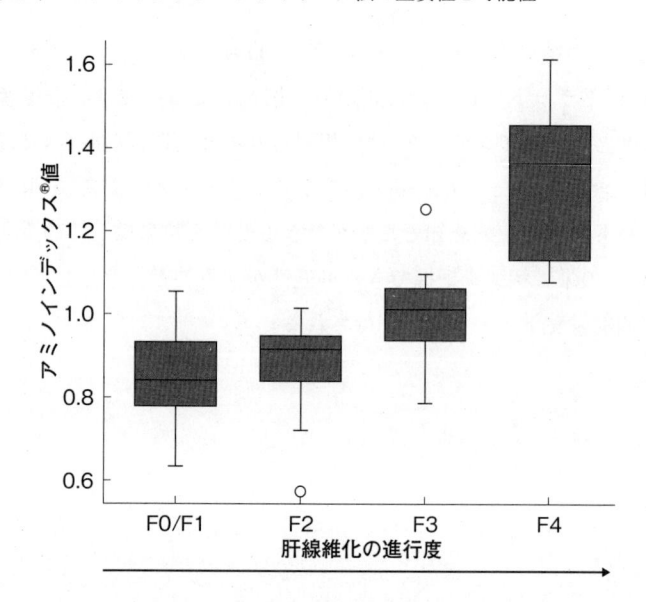

図5-8 慢性肝炎患者の肝線維化進行度に伴うアミノインデックス®値の変化

〔味の素(株)の内部資料より引用〕

2) チオール・ジスルフィドの選択的測定

生体内には，システインやグルタチオン等のように，多種類のチオール基を含む化合物が存在し，その酸化体のジスルフィド化合物とともに，酸化・還元に深く関わっている。また，腎疾患とホモシステインのように病態との関連が知られている化合物も多い。したがって，チオール・ジスルフィドを選択的に測定することは，意義があり重要である。しかし従来の分析法では，チオールとジスルフィドを直接的に測定することは困難であった。通常は，ジスルフィドは，試料を還元剤でチオール化合物として測定後，あらかじめ測定したチオール含量を差し引き間接的に求めていた。われわれは，チオール基に特異的な二種類の蛍光標識化試薬を用いて，チオール・ジスルフィドを直接的に測定する方法を開発した[20,21]。

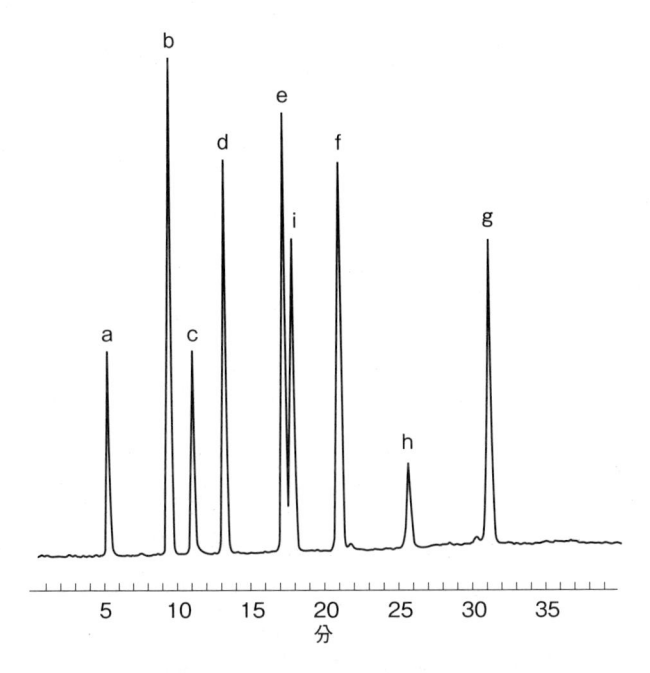

図5-9　HPLC-蛍光標識法によるチオール・ジスルフィドの同時測定

※ a：cystine, b：homocystine, c：cysteine, d：oxidized-glutathione (GSSG), e：homocysteine, f：reduced-glutathione(GSH), g：N-acetylcysteine, h：hydroxy product of ABD-F, i：N-acetylcystine (20pmol each). (Toyo'oka T., Uchiyama S., Saito Y. et al.：Simultaneous determination of thiols and disulfides by HPLC with fluorescence detection. Anal Chim Acta 1988；205；38, Fig.7を引用)

　まず試料中のチオール化合物のみを ABD-F (4-(N,N-dimethylaminosulfonyl)-7-fluoro-2, 1, 3-benzoxadiazle) で標識後，過剰の試薬を取り除き，次に試料中の未変化のジスルフィド化合物を還元剤でチオール化合物に変換しつつ別の蛍光標識化試薬の SBD-F (Ammonium 7-fluoro-2, 1, 3-benzoxadiazole-4-sulfonate) で標識した。得られた ABD-標識体と SBD-標識体の励起・蛍光波長はほとんど同じなので，LC で分離し，蛍光検出することにより，一回のクロマトグラムで各種のチオール・ジスルフィドを直接的かつ高感度で測定することができた（図5-9）。この手法を使っての選択的メタボローム測定は行っていないが，酸化・還元過程の解明等に有用な方法と考

えられる。その他，酸化・還元の解析等には，電気化学検出法等も有用な手法となると考えられる。印加電圧を適切に選択することによって，ある特定の化合物群を測定できる。

（3）個別分析

　メタボローム解析により，処理群と未処理群の間に変化が生じた化合物（バイオマーカー分子）が見出された場合，次の操作は，その化合物の構造解析である。初めに行われるのは，各種のデータベースサーチである。データベースにすでに登録されている場合には，簡単に構造を決定することができるが，現状ではデータベースが充分に整備されていないので，ヒットする例は少ない。その場合には，構造を予測し，その物質が入手可能であれば，同一の分析条件で測定し同定すればよいが，多くの化合物は市販されておらず，新たに合成する必要が生じるため，構造解析には多くの時間と労力を要する。

　構造が決定できれば，次は，その物質を精度よく測定する方法を考える必要がある。一般に生体内では微量に存在する場合が多いので，高感度で特異的な方法が要求される。高感度微量分析法としては，ELISA法等の酵素免疫測定法が用いられる場合が多い。この方法は，多検体を短時間で測定できるので有利であるが，抗体の調製に時間がかかるうえ，あらかじめ交差反応等を充分に調べておく必要がある。また，目的とする化合物を確実に測定するためには，LC等の分離装置で分離後検出する方法が利用される。

　一般に代謝物の多くは有機化合物であり，紫外部領域（UV）に吸収が認められる場合もあるが，夾雑成分の妨害により微量検出は困難である。しかし，体内には蛍光を発する成分は稀であるので，目的とする化合物を蛍光体に導くことによって微量な目的成分を高感度選択的に測定できる[22]。一例として，臓器中のリポイルリジンの測定例を以下に示す。

●リポイルリジンの LC-蛍光測定

　リポイルリジンは，食物等に含まれる α-リポ酸が各臓器に取り込まれた後，

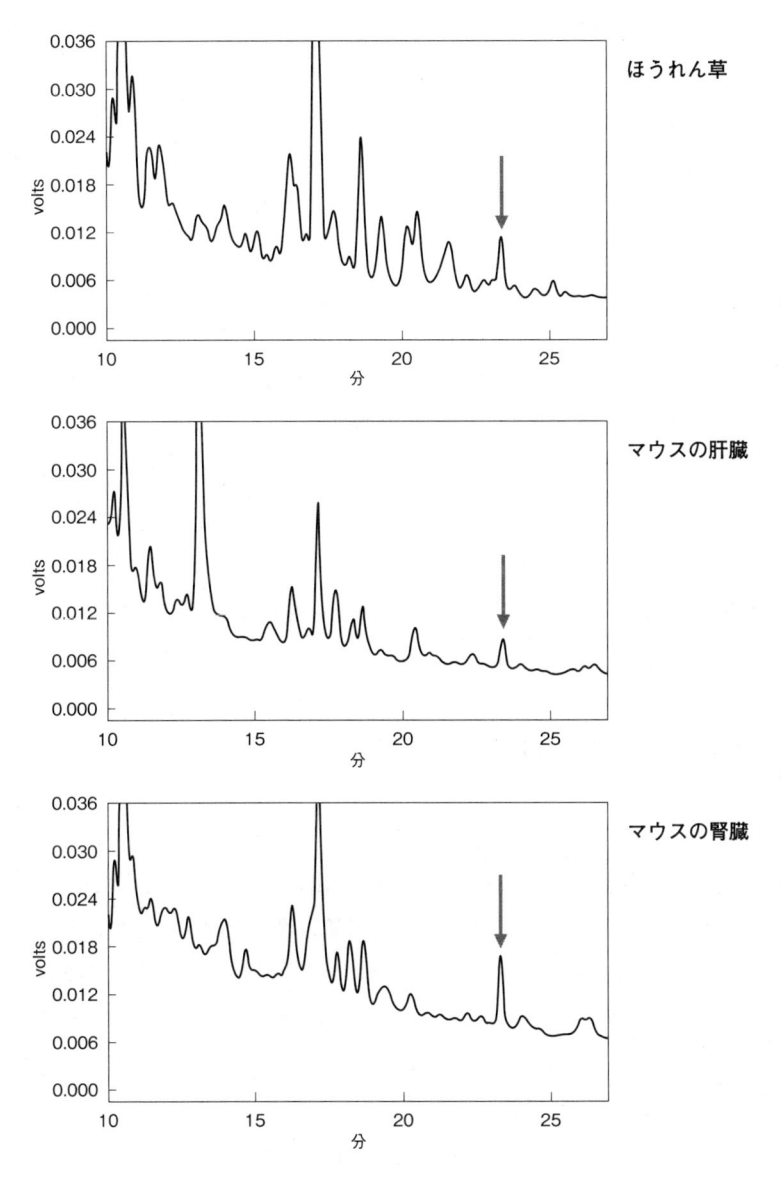

図5-10　野菜，臓器中のリポイルリジンの測定

細胞内に存在し補酵素として機能していると言われているが，その詳細な役割や存在意義は解明されていない。リポイルリジンは，α-ケトグルタル酸脱水素酵素やピルビン酸脱水素酵素中のリジン残基のε-アミノ基とアミド結合して存在している。そこで，まず充分にホモジナイズした試料に加水分解酵素カクテルでアミノ酸ユニットにまで完全に分解後，リポイルリジン中のリポ酸部分のS-S結合をSH体に還元しつつABD-Fで蛍光標識後，LCで分離し，蛍光検出した[23]。

図5-10には，ほうれん草やマウス臓器のクロマトグラムを示した。多くの夾雑物質と完全に分離でき，リポイルリジンの直接的微量分析が可能となった。この方法は動物組織に限らず，ほうれん草の例に示すように植物試料にも適用することができた。従来法としては，酵素法[24]やECD法[25]等があるが，本法は高感度で直接的な測定法であり，さまざまな試料への応用が期待される。

今回取り上げたリポイルリジンが，メタボローム解析から見出されたバイオマーカー分子と言うわけではないが，今後，さまざまな成分がバイオマーカー分子と確認されたとき，蛍光検出法は有力な目的化合物の特異的微量分析法の一つとなろう。

6．問題点と今後の課題

解糖系やTCAサイクルに代表される代謝物質の多くは，イオン性が高く，不揮発性の水溶性化合物であり，紫外部に検出に有効な吸収をもたない等，効果的な分析法がないためメタボロームの網羅的解析を困難なものにしている。また，一つの試料中に含まれている化合物の数が数千～数万と膨大であるので，精度の高い分離装置を使用することも重要である。ピークのずれは重大である。なぜならば，同一化合物が異なる物質と認識され，得られたデータは意味を成さなくなるため，測定には細心の注意を払わなければならない。

メタボライトプロファイリング法は，各群間の比較に基づいているので，言うまでもないが，その試料の取り扱いには，細心の注意が必要となる。生体内

構成物質の代謝は速いので，いかに迅速に酵素等を失活し，その瞬間の状態を保存できるかが重要となる[26-28]。その後，抽出操作を行うが，何を目的にどのような物質群を測定対象としているのかによって，抽出法が異なってくる[29,30]。本来メタボローム解析は，網羅的測定ではあるが，水溶性，イオン性，脂溶性物質等のすべての成分を一つの前処理法や抽出操作で行うことは困難であるため，ある特定の物質群の網羅的解析となる。さまざまな成分を本当の意味で網羅的に測定したいのであれば，何種類もの前処理や抽出操作ごとにメタボローム解析を行わなければ達成されない。また，測定は通常，LC-MS や CE-MS を用いて行うが，5節(2)の1)(p.96)で述べたアミノ酸測定のような場合には，誘導体化処理を行って選択性を上げることも行われる。従って，何を目的にどのような物質群のプロファイリングを行いたいのかを明確にし，一連の操作を行わなければ，望むような結果は得られない。

また，プロファイリングによって，何らかの物質がバイオマーカーとして抽出されたとしても，現在の段階では，データベースが充分に整備されておらず，データベースサーチにより，ヒットする確率はまだ低いので，今後の発展を待たねばならない。このためには，多くの研究者がこの分野に参画することが大切である。研究者の充実によって，メタボローム解析は大いに進展すると予測される。

本章では，メタボローム解析のバイオサイエンスや食品分野への応用の可能性について概説したが，個別栄養学への応用例はいまだ報告されていない。しかし，メタボライトプロファイリング法は，それぞれの状態間の比較ができる手法であるので，今後発展する分野と期待できる。

文　献

1) Ideker T., Thorsson V., Ranish J.A. et al. : Integrated genomic and proteomic analyses of a systematically perturbed metabolic network. Science 2001 ; 292 ; 929-934.
2) Raamsdonk L.M., Teusink B., Broadhurst D. et al. : A functional genomics

strategy that uses metabolome data to reveal the phenotype of silent mutations. Nat Biotechnol 2001 ; 19 ; 45-50.
3) Tweeddale H., Notley-McRobb L., Ferenci T. : Effect of slow growth on metabolism of Escherichia coli, as revealed by global metabolite pool ("Metabolome") analysis. J Bacteriol 1998 ; 180 ; 5109-5116.
4) Trethewey R.N., Krotzky A.J., Willmitzer L. : Metabolic profiling: a Rosetta stone for genomics? Curr Opin Plant Biol 1999 ; 2 ; 83-85.
5) Harrigan G.G., Goodacre R. : Metabolic Profiling : Its role in Biomarker Discovery and Gene Function Analysis, Kluwer, Boston, 2003.
6) 西岡孝明, 藤田捻夫：構造活性相関とドラッグデザインにおける計算機の利用. 有機合成とコンピューター（有機合成化学協会編），シュプリンガー・フェアラーク東京（株），1983, p27-48.
7) Reo N.V. : NMR-based metabolomics. Drug Chem Toxicol 2002 ; 25 ; 375-382.
8) Aharoni A., Ric de Vos C.H., Verhoeven H.A. et al. : Nontargeted metabolome analysis by use of Fourier Transform Ion Cyclotron Mass Spectrometry. OMICS 2002 ; 6 ; 217-234.
9) Castrillo J.I., Hayes A., Mohammed S. et al. : An optimized protocol for metabolome analysis in yeast using direct infusion electrospray mass spectrometry. Phytochemistry 2003 ; 62 ; 929-937.
10) Fiehn O., Kopka J., Dormann P. et al. : Metabolite profiling for plant functional genomics. Nat Biotechnol 2000 ; 18 ; 1157-1161.
11) Johnson S.K., Houk L.L., Johnson D.C. et al. : Determination of small carboxylic acids by capillary electrophoresis with electrospray-mass spectrometry. Anal Chim Acta 1999 ; 389 ; 1-8.
12) Soga T., Ohashi Y., Ueno Y. et al. : Quantitative metabolome analysis using capillary electrophoresis mass spectrometry. J Proteome Res 2003 ; 2 ; 488-494.
13) Kanehisa M., Goto S., Kawashima S. et al. : The KEGG databases at genome net. Nucleic Acids Res 2002 ; 30 ; 42-46.
14) Tomita M., Hashimoto K., Takahashi K. et al. : E-CELL : software environment for whole-cell simulation. Bioinformatics 1999 ; 15 ; 72-84.
15) Sugiura K., Min J.Z., Toyo'oka T. et al. : Rapid, sensitive and simultaneous determination of fluorescence-labeled polyamines in human hair by high-pressure liquid chromatography coupled with electrospray-ionization time-of-flight mass spectrometry. J Chromatogr A 2008 ; 1205 ; 94-102.

16) Kawanishi H., Toyo'oka T., Ito K., et al. : Rapid determination of histamine and its metabolites in mice hair by ultra-performance liquid chromatography with time-of-flight mass spectrometry. J Chromatogr A 2006 ; 1132 ; 148-156.
17) Inagaki S., Noda T., Min J.Z. et al. : Metabolic profiling of rat hair and screening biomarkers using ultra performance liquid chromatography with electrospray ionization time-of-flight mass spectrometry. J Chromatogr A 2007 ; 1176 ; 94-99.
18) Taguchi R., Hayakawa J., Takeuchi Y. et al. : Two-dimensional analysis of phospholipidsnby capillary liquid chromatography/electrospray ionization mass spectrometry. J Mass Spectrom 2000 ; 35 ; 953-966.
19) Noguchi Y., Zhang Q.W., Sugimoto T. et al. : Network analysis of plasma and tissue amino acids and the generation of an amino index for potential diagnostic use. Am J Clin Nutr 2006 ; 83(suppl) ; 513S-519S.
20) Toyo'oka T., Uchiyama S., Saito Y. et al. : Simultaneous determination of thiols and disulfides by HPLC with fluorescence detection. Anal Chim Acta 1988 ; 205 ; 29-41.
21) Satoh S., Toyo'oka T., Fukushima T. et al. : Simultaneous determination of α-lipoic acid and its reduced form by high-performance liquid chromatography with fluorescence detection. J Chromatogr B 2007 ; 854 ; 109-115.
22) Yamaguchi M., Ishida J. : Reagent for FL detection. In : Modern derivatization method for separation sciences, Toyo'oka T (ed), John Wiley & Sons, Chichester, England, 1999, p99-165.
23) Satoh S., Shindoh M., Min J.Z. et al. : Selective and sensitive determination of lipoyllysine (protein-bound α-lipoic acid) in biological specimens by high-performance liquid chromatography with fluorescence detection. Anal Chim Acta 2008 ; 618 ; 210-217.
24) Akiba S., Matsugo S., Packer L. et al. : Assay of protein-bound lipoic acid in tissues by a new enzymatic method. Anal Biochem 1998 ; 258 ; 299-304.
25) Lodge J.K., Youn H.D., Handelman G.J. et al. : Natural sources of lipoic acid: determination of lipoyllysine released from protease-digested tissues by high performance liquid chromatography incorporating electrochemical detection. J Appl Nutr 1997 ; 49 ; 3-11.
26) Hans M., Heinzle E., Wittmann C. : Free intracellular amino acid pools during autonomous oscillations in Saccharomyces cerevisiae. Baotechnol Bioeng 2003 ; 82 ; 143-151.

27) Theobald U., Mailinger W., Reuss M. et al. : *In vivo* analysis of glucose-induced fast changes in yeast adenine nucleotide pool applying a rapid sampling technique. Anal Biochem 1993 ; 214 ; 31-37.
28) Hans M., Heinzle E., Wittmann C. : Quantification of intracellular amino acids in batch cultures of Saccharomyces cerevisiae. Appl Microbial Biotechnol 2001 ; 56 ; 776-779.
29) Threobald U., Mailinger W., Baltes M. et al. : *In vivo* analysis of metabolic dynamics in Saccharomyces cerevisiae : I. Experimental observations. Biotechnol Bioeng 1997 ; 55 ; 305-316.
30) Prasad Maharjan R., Ferenci T. : Global metabolite analysis : the influence of extraction of extraction methodology on metabolome profiles of *Escherichia coli*. Anal Biochem 2003 ; 313 ; 145-154.

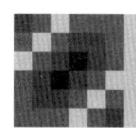

第2編

個人対応栄養学の応用と実践

第6章

成人病胎児期発症(起源)説―成人病の素因が胎生期に形成される機序―
(福岡秀興)

第7章

葉酸代謝関連遺伝子多型に基づくテーラーメイド栄養の実践
(平岡真実)

第8章

骨粗鬆症とテーラーメイド栄養学
(武田英二)

第6章 成人病胎児期発症（起源）説
—成人病の素因が胎生期に形成される機序—

福 岡 秀 興[*1]

1．はじめに

　生活習慣病（成人病）が世界的に，著しく増加しており，その対応は緊急課題である。日本では2008年にはメタボリック症候群は予備群を含め1,940万人となり，40〜74歳では女性で1/5，男性で1/2にまで達するに至っている。これら成人病（生活習慣病）は遺伝素因と生活習慣の相互作用により生ずるといわれており，生活習慣の改善が重要であると認識されている。しかし原因はこの生活習慣，遺伝素因であるという考え方に対し，同じ生活習慣で同じ肥満度の人が同じように成人病を発症しない事に多くの人びとは気づきはじめている。

　遺伝子多型と疾病についての大掛かりな調査が推進され，少数の症例は特殊な遺伝子多型が原因である事は明らかとなったが，大部分はそれでは必ずしも説明できない。この状況下に，第3の成人病発症説が注目されている。それは，「受精時，胎児期または乳児期に，低栄養又は過量栄養の環境に胎芽，胎児（胎仔），乳児が曝露されると，成人病の素因が形成され，その後の生活習慣の負荷により成人病が発症する」という「成人病胎児期発症（起源）説：fetal origins of adult disease：FOAD説」である[1,2]。

　この臨界期に形成される成人病の素因とは，同じ遺伝子配列構造をもっていても遺伝子発現制御系（エピジェネティックス）が本来の姿から変化したものである。劣悪なあるいは過量な栄養環境に曝露されると，DNA配列に変化は

[*1] 早稲田大学胎生期エピジェネティックス制御研究所

ないが，クロマチン構造が変化（DNA メチル化度の変化，ヒストンタンパクの特異部位のアセチル化，メチル化，ユビキチン化度等）する事で，その遺伝子発現の制御機構が変化する。この胎生期に生じたクロマチン構造の変化は出生後も変化しない事が特徴である。出生後にこの条件下に，マイナスの生活習慣が負荷されると，同じ遺伝子配列をもっていても，そうでない人びとに比べて，成人病に罹患するリスクが高くなる。それゆえ疾患特有の遺伝子配列が存在するとしてのSNPs解析を行っても，多くがそれでは説明されないのは当然の帰結でないかとも考えられる。

　ちなみに2型糖尿病は20％が特殊な遺伝子多型に由来するに過ぎない。同じ遺伝子配列をもつ人びとであっても，成人病の発症リスクはすべて同じではない。リスクの高い人もいればリスクの低い人もおり，多様である。それは胎生期の遺伝子と胎内環境との相互関連で形成される素因に違いがある事によると考えられる。その素因は世代を超えて2～3代にわたって受け継がれていく（inter-generational effect）。この考え方は，多くの疫学研究から「健康及び成人病の素因は，胎芽，胎児，乳児期の環境に影響を受けて形成されて，出生後は変化せず，その素因と環境との相互作用で健康及び疾病が形成される」というDOHaD説（developmental origins of health and disease）に進展している[3]。

2．出生体重と成人病発症リスク

　これに関しては，海外でこれまで多くの疫学調査がなされてきた。図6-1[4]は2型糖尿病と出生体重との関連に関する調査をメタアナリシス（展望研究）したものであるが，出生体重が低下することによって発症危険率は増加している。また，ある体重以上に増えると，その危険率が増加する。出生体重と2型糖尿病の疾病リスクはU字型を示している。ちなみに，ヨーロッパでは，理想的な出生体重は3,800g前後と言われており，インドでは2,800gと言われている。

　その後，多様な疾患についても大掛かりな疫学調査が推進されている。その結果，出生体重と関連して発症する疾患として，高血圧，冠動脈疾患，2型糖

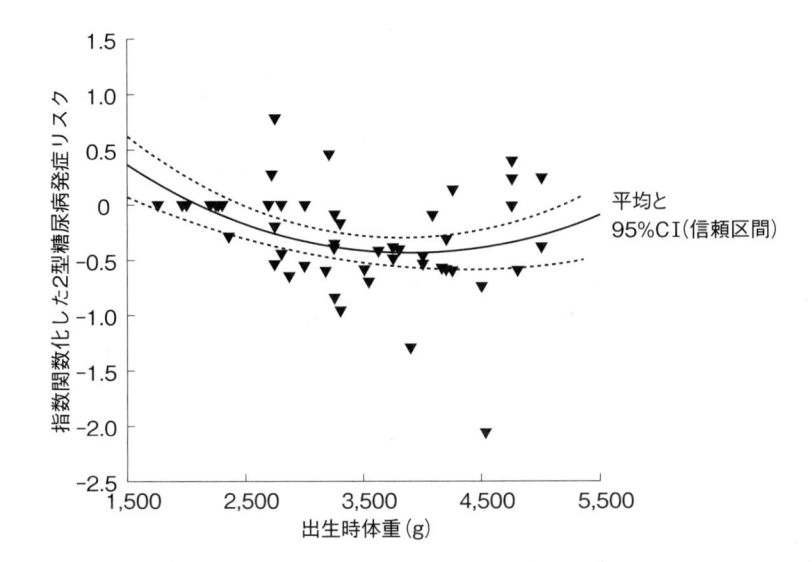

図6-1 出生体重と2型糖尿病の指数化発症リスク

※1966～2005年の研究成果をメタアナリシスしたもの（Harder T., Rodekamp E., Schellong K. et al. : Birth weight and subsequent risk of type 2 diabetes : a meta-analysis. Am J Epidemiol 2007；165：849-857 より引用改変）

表6-1 出生体重と関連して発症する疾患

低出生体重との関連が明確な疾患
高血圧・冠動脈疾患・（2型）糖尿病・脳梗塞・脂質代謝異常・血液凝固能の亢進・神経発達異常
低出生体重との関連が想定されている疾患
慢性閉塞性肺疾患・うつ病・統合失調症・行動異常・子宮および卵巣重量・思春期早発症・乳がん・前立腺がん・睾丸がん他

(de Boo H.A., Harding J.E. : The developmental origins of adult disease (Barker) hypothesis. Aust N Z J Obstet Gynaecol 2006；46：4-14 より引用改変)

尿病，脳梗塞，脂質代謝異常，血液凝固能の亢進等が明らかになってきた。出生体重との関連が想定されるものとしては他にも，慢性閉塞性肺疾患，うつ病，統合失調症，行動異常，指紋，卵巣および子宮の重量，思春期早発症，乳がん，前立腺がん，睾丸がん等が想定されており，多くの疫学調査が進行している（表6-1）[5]。

3．胎内低栄養での成人病素因の形成機序

その素因が形成される機序には三つある。胎内低栄養曝露により，第一に非可逆的な解剖学的変化が生ずる事が挙げられる。

第二に胎児期のある時期（臨界期）に低栄養に曝露されると，遺伝子発現制御系が変化して，その環境に適合すべく代謝反応が形成される。この遺伝子発現制御系は乳児期以降も変化せずに存続する。ところが出生後は現在の豊富な栄養環境で生活することになり，この遺伝子発現制御系とマイナスの生活習慣との相互関連で疾病が発症する。胎内環境が低栄養である場合にその状況に適合した代謝系が形成され，出生後その代謝系が過剰な高栄養に曝されるというミスマッチが長時間続く事で疾病が発症すると考えると理解しやすい。

第三に，胎児期に低栄養環境で発育した場合，出生後は副腎皮質ホルモンの基礎値が高く，ストレスが負荷された時に過剰な反応を示す事が挙げられる。これは間脳-下垂体-副腎皮質系の過剰な反応である。その例としてフィンランドの調査では，出生体重が少ないと，年間収入が少ないほど心筋梗塞での死亡率が高くなり，出生体重が大きいと収入が少なくなってもその死亡リスクは高くならないという，興味深いデータがある。これは出生体重が少なくなるとストレスに対する抵抗性が低くなる事を示すものと考えられている。

（1）解剖学的変化

胎内低栄養により腎臓糸球体ネフロンの数は減少する。死亡例の腎臓をスライスして，腎臓糸球体ネフロン数を数える研究が多くなされている。その結

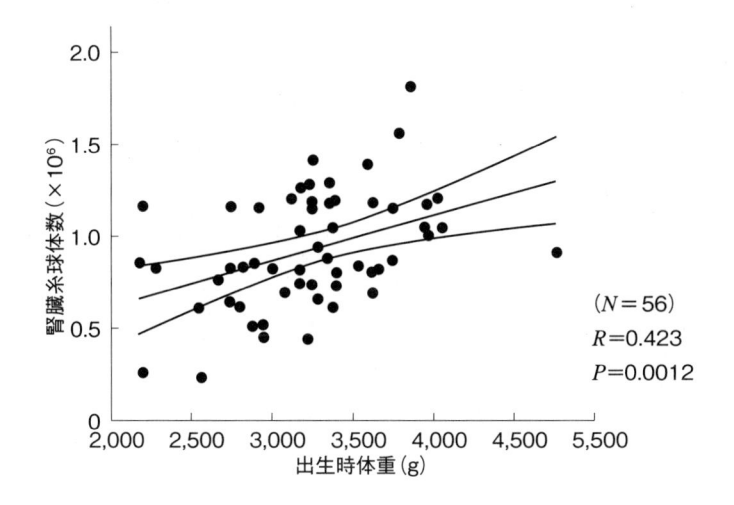

図6-2　出生体重と腎臓糸球体数

(Hughson M., Farris A.B. 3rd, Douglas-Denton R. et al. : Glomerular number and size in autopsy kidneys : the relationship to birth weight. Kidney Int 2003 ; 63 ; 2113-2122 より引用改変)

果，出生体重とネフロン数には明らかな相関性が認められている。すなわち出生体重が少なくなると共に腎臓糸球体ネフロンの数が減少する（図6-2）[6]。出生体重3,200gと2,600gを比較すると，30％少ないといわれている。本態性高血圧の発症機序はまさに胎生期のネフロン数の減少が主なる原因とする説（Brenner説）がある。

このネフロン数の減少には多くの機序が明らかとなってきている。その減少機序の一つを紹介する。ラットの実験では，腎臓組織が形成された後に低栄養に曝露されると，アポトーシスカスケードの活性化が起こり腎臓糸球体ネフロン数の減少が起こる。それは細胞増殖を抑制し，アポトーシスを促進するp53の過剰発現によって生ずる現象である。低栄養曝露により腎臓のDNAメチル基転移酵素1の発現が抑制されp53遺伝子のメチル化度が減少する。その結果p53の発現量が増加し，アポトーシスカスケードの一つの経路の活性化，すなわちBaxとカスパーゼ3の活性化が起こる。一方ではBcl-2およびIGF-1という細胞増殖を起こすサイトカインの発現抑制が起こり，これらの結果，腎臓

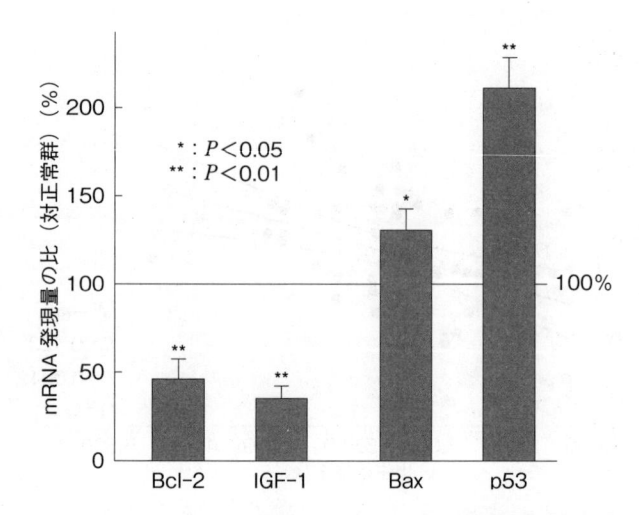

図6-3 IUGRラット腎臓のアポトーシス関連物質の発現変化

※ IUGRラットの腎臓でのBcl-2, IGF-1, Bax, p53タンパクの発現量を対照群と比較したもの（Pham T.D., MacLennan N.K., Chiu C.T. et al. : Uteroplacental insufficiency increases apoptosis and alters p53 gene methylation in the full-term IUGR rat kidney. Am J Physiol Regul Integr Comp Physiol 2003 ; 285 ; R962-970より引用改変）

ネフロンのアポトーシスが生じる（図6-3, 4）[7]。

　p53は細胞増殖に重要な機能を有するサイトカインなので，厳格な活性化と非活性化の制御系がある。p53のリン酸化が起こると生理活性は高くなり，非活性化機序としてユビキチン化が起こる。興味深い現象として，胎内低栄養曝露では，このリン酸化を起こす酵素群の発現量が増えていながら，ユビキチン化の系が変化しない。この結果産生されたp53は生理活性の高い状態で長時間作用する事となる[8]。それゆえ低栄養に胎児が曝露されると，p53の過量な産生と活性の高いp53が多量に存続するという二重の機序で激しいアポトーシスが生じて，ネフロンの減少が生ずるものと想像される。

（2）遺伝子発現制御系の変化

　胎児期のある時期（臨界期）に低栄養に曝露されると，酵素，生理活性物質

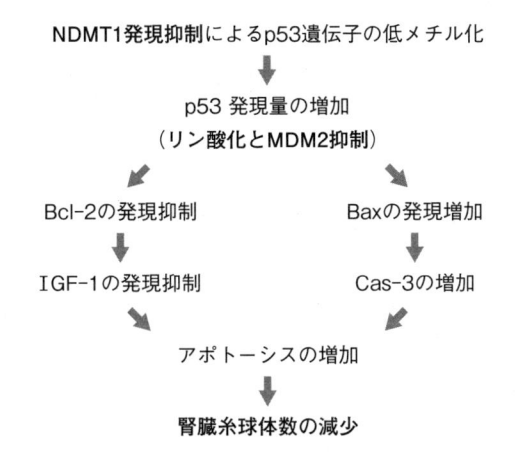

```
NDMT1発現抑制によるp53遺伝子の低メチル化
            ↓
        p53 発現量の増加
      (リン酸化とMDM2抑制)
       ↙              ↘
  Bcl-2の発現抑制        Baxの発現増加
       ↓                    ↓
  IGF-1の発現抑制         Cas-3の増加
       ↘              ↙
         アポトーシスの増加
              ↓
         腎臓糸球体数の減少
```

図6-4 胎内低栄養への曝露による腎臓糸球体ネフロンのアポトーシスによる減少機構

(Pham T.D., MacLennan N.K., Chiu C.T. et al. : Uteroplacental insufficiency increases apoptosis and alters p53 gene methylation in the full-term IUGR rat kidney. Am J Physiol Regul Integr Comp Physiol 2003 ; 285 ; R962-970 より引用改変)

の受容体，情報伝達系等の多様な代謝応答機構が変化する。胎内で変化したこの状態は，出生後に栄養状態がよくなっても，変化することなく持続する。これが疾病の一つの素因となる。それは DNA のメチル化や，核タンパク質ヒストンのアセチル化，メチル化またはその逆のクロマチン構造の変化といった遺伝子発現制御系の変化である。臨界期に変化したこれらの変化が出生後もなにゆえに持続するのかは不明である。

高血圧の発症を腎臓で考えると，血圧調節に関与するグルココルチコイド受容体の発現量の増加，グルココルチコイドが組織に曝露されるのを防ぐグルココルチコイド非活性化酵素である 11 β hydroxysteroid dehydrogenase-2 の発現量の低下，アンギオテンシン II 受容体 1A，1B の過剰発現等が起こり，出生後もこの発現状態が持続する。これらの現象がラットで見られている。生まれてしばらくは，生体に備わった予備力があって高血圧の発症は抑制されるが，やがて予備力がなくなり，少ない腎臓糸球体に過剰な負荷がかかり，高血圧が

発症するに至ると考えられる。この胎生期の変化をみると，成人病を生活習慣病と見る視点からは，成人後の生活習慣の指導のみでは効率的な予防を行うことが難しいとも言える。

4．DNA メチル化から見た疾病素因の形成

妊娠初期，胎児期，授乳期で生ずる低栄養やスキンシップにより表現型が変化する（成人病の素因形成）。それを DNA メチル化から見た報告がある。受精時から出生直後までの短期間に，その後長期にわたって持続するエピジェネティックス変化が起こるという現象を示しているので，それぞれの例を述べる。ただし，ヒストンタンパクの変化も考慮しなくてはならないのは当然であるが，紙面の関係から DNA メチル化のみを取り上げる。

（1）受精，着床時の栄養が及ぼす影響

Sinclair K.D.[9]は，羊を対象としてメチル基代謝〔one carbon metabolism (p.123 参照)〕に大きく関与している栄養素を短時間のみ欠如させて，その影響を検討した。受精する 8 週間前から，受精後 6 日まで，メチオニン，葉酸，ビタミン B_{12}（これらは，メチル基の代謝に関与している co-factor というべき栄養素とメチル基を結合する含硫アミノ酸であるメチオニンであり，one carbon metabolism を構成している栄養素）が欠如した低栄養食事を与えて検討した。結果，出生体重は，対照群に比べ差はないが，基礎血圧値の上昇，昇圧物質を血管内に投与した時の血圧上昇反応の亢進，インスリン抵抗性，過剰な免疫応答反応等が認められた。この表現型はオスにより強い影響が見られた。胎生 90 日目の肝臓での DNA メチル化度の検討では，CpG の 4.0％という高頻度にメチル化の変化が形成され，表現型と同じく雌雄に差が認められていた。これから，妊娠初期の低栄養は生物学的に極めて重要な意味がある事が示唆される。

図 6-5 は，生後 23 カ月後に，昇圧物質アンギオテンシン II を血管内投与し

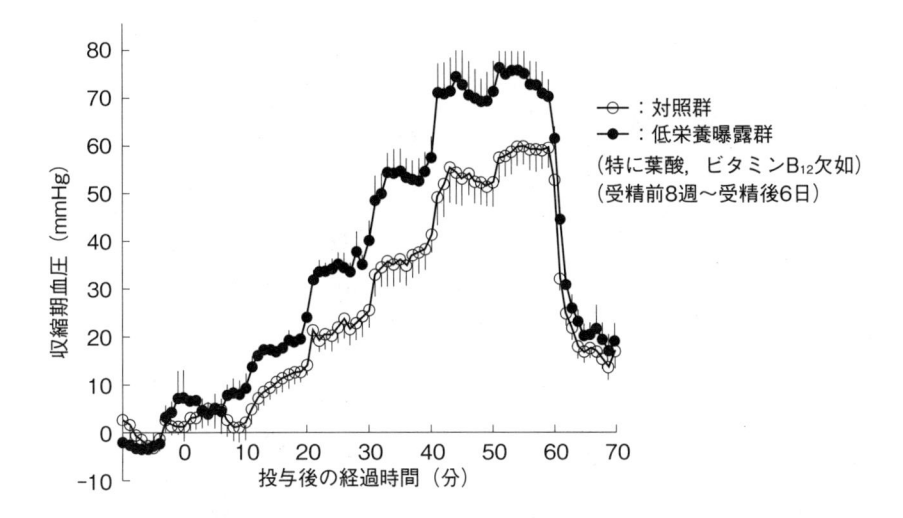

図6-5 受精時低栄養曝露のアンギオテンシンⅡ投与に対する羊仔(雄)の血圧上昇反応

※受精時にメチオニン，葉酸，ビタミンB_{12}を欠如した飼料を与えて，出生23カ月後に，仔にアンギオテンシンⅡを血管内投与した時の収縮期血圧の反応性の比較。対照群に対し血圧上昇が著しい。(Sinclair K.D., Allegrucci C., Singh R. et al. : DNA methylation, insulin resistance, and blood pressure in offspring determined by maternal periconceptional B vitamin and methionine status. Proc Natl Acad Sci USA 2007 ; 104 : 19351-19356 より引用改変)

て収縮期血圧の反応を見たものである。栄養素を欠如した食事を与えた群ではその昇圧反応はより強く出現していた。均一な細胞より構成されていると思われる90日齢の胎仔肝臓で，DNAのメチル化度を，1,400個のCpGアイランドを対象に分析したところ，4.0％にまで達するメチル化の変化が生じていた。この4.0％の変化は相当大きいと見るべきである。それは，一般に加齢では1％[10]に，腫瘍では3.4％[11]にメチル化度の変化が認められるに過ぎないからであり，生理機能，代謝系に大きな変化が生じている可能性が高いと考えられる。

メチル化の分析方法はRLGS（restriction landmark genome scanning）法[12]でなされた。すなわち，メチル化CpGを認識する制限酵素NotⅠで抽出DNAを切断し，切断端に放射線ラベルしたヌクレオチドを結合させて，次いで

低栄養曝露群　　　　　　対照群

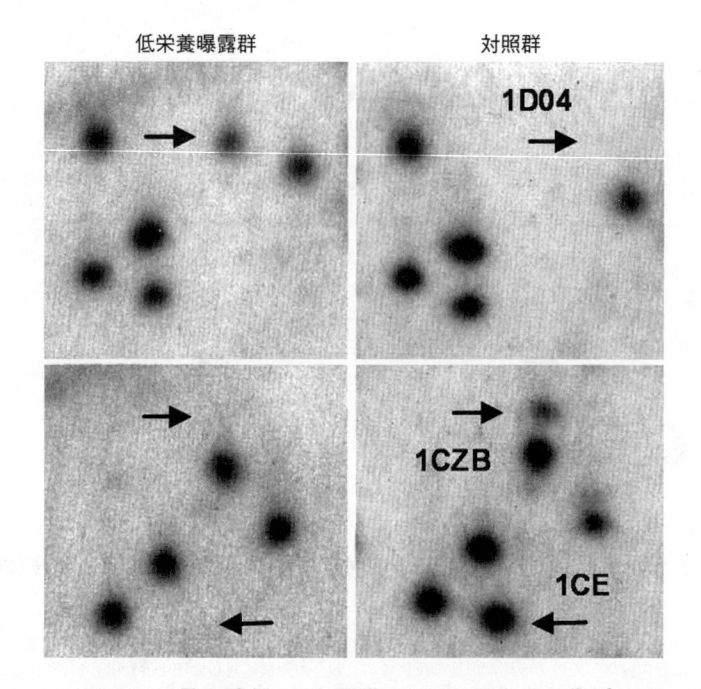

図6-6　RLGSで見た胎仔90日肝臓のCpGのメチル化プロファイル

※一部を拡大したもので右側上下が対照群，左側上下が低栄養曝露群。右上の欠如している1D04スポットが左では出現している。これは低栄養曝露群でこのCpG部位にメチル化が起こっている事を示す。また下段の対照群で出現している1CZB, 1CEが低栄養曝露群では消失しており脱メチル化が生じている事が示される。(Sinclair K.D., Allegrucci C., Singh R. et al. : DNA methylation, insulin resistance, and blood ressure in offspring determined by maternal periconceptional B vitamin and methionine status. Proc Natl Acad Sci USA 2007 ; 104 : 19351-19356より引用改変)

EcoRVでさらに切断して，一次元電気泳動する。次いでこのゲル中のDNAをHinafIで切断し，二次元電気泳動を行う。これをX線フィルム上で感光させてスポットの分析を行う方法である。

図6-6で見られるスポットがメチル化したCpGを有するフラグメントである。この様にして1,400個のスポットについてメチル化を検討した。この分析には生体を対象とするため，個体差としての遺伝子多型，生体反応も異なり，これらを除外するために相当な個体数を比較して，統計学的，確率論的な検討

を経て，メチル化の変化についての結論を出さねばならないという煩雑な過程が必要である。

　低栄養の引き起こす成人病発症リスクを指摘されてきたが，そのなかでも葉酸およびビタミンB_{12}，メチオニンが受精時期周辺でエピジェネティックス変化に対して強い影響を及ぼす事を示したものと言える。「オランダの飢餓の冬」とよばれる事件でも，母親が妊娠初期に飢餓に曝された場合，出生体重は比較的大きいが，この群からは脂質異常症，循環器系疾患が多発していた事とも一致する現象と言える[13]。

（2）胎仔期・胎児期の低栄養と葉酸

　次いで，妊娠中期での低栄養の示す意義についての実験を示したい。Lillycrop K.A.[14]は妊娠マウスを低栄養（タンパク質を半分にしたもの）に曝露させて，出生後50日目に肝臓のmRNA，DNAを抽出して脂質代謝に関連した遺伝子発現を検討した。その結果は（図6-7），グルココルチコイド受容体（GR）の発現量は約3倍増加していた。それに対しPPARγの発現量は変化がなかった。これは出生後50日の仔の肝臓で見ているので，胎内での変化が出生後も持続していると言える。すなわち，この胎内での遺伝子発現の変化は出生後も持続しており，これが疾病の素因となってやがて疾病が発症してくるものと考えられる。同じ系で，生後24日後，130日後での同様の検討でメチル化度に変化はなく，胎生期に生じた変化は生後も存続する事が示されている。

　ところが，低タンパク食に葉酸を添加した食事を与えると，低栄養状態が持続していながら，これらの遺伝子発現が正常化している。そこで，プロモーター領域のメチル化度を検討すると，低タンパク食で発現の亢進しているGRはメチル化度の低下（約12%）があった。葉酸を添加すると発現量は正常化した。メチル化度の正常化が起こっていたのである。やはり妊娠中期でもメチル基代謝に関連した栄養素のエピジェネティックス変化への意義は大きいといえる。

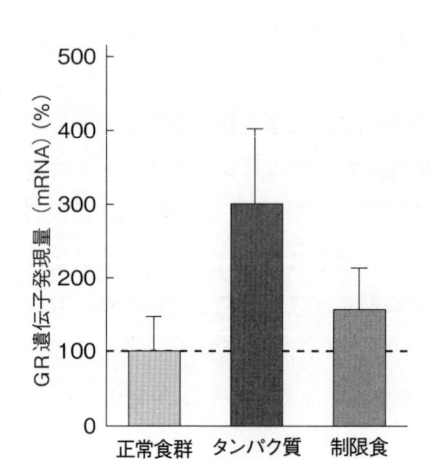

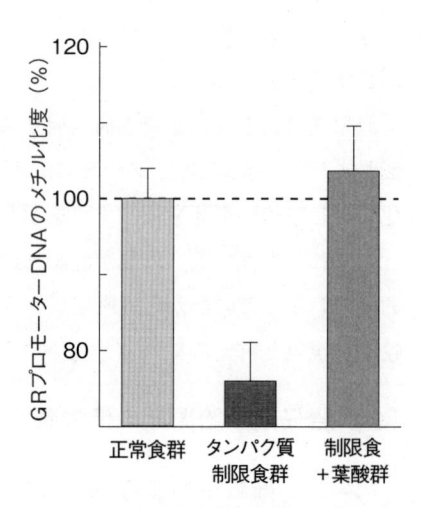

図6-7 妊娠ラットに低タンパク食を与え，生後50日後の仔肝臓のグルココルチコイド受容体の発現量 (mRNA) とプロモーター領域のDNAメチル化度を比較

※低タンパク食に葉酸を添加することで，エピジェネティックス変化が正常化し，発現量が元に戻っている。(Lillycrop K.A., Phillips E.S., Jackson A.A. et al. : Dietary protein restriction of pregnant rats induces and folic acid supplementation prevents epigenetic modification of hepatic gene expression in the offspring. J Nutr 2005 ; 135 ; 1382-1386. より引用改変)

(3) スキンシップと中枢の機能変化（出生直後の臨界期）

出生後の授乳早期にもエピジェネティックス変化が起こっており，しかもそれが長期にわたり持続して疾病，健康に影響している事を示す研究がある。カナダのMeaney M. グループの成果[15]である。それは子育てに熱心なラットと熱心でないラットに出生後短期間育てられた仔は，寿命，糖代謝，ストレスに対する反応に差があるという現象からその機序を解析したのである。

それは，海馬のGRの発現量に差があり，熱心な母親ラットに育てられた場合は，発現量が多く，ストレス負荷に対する抵抗性が高く，コルチコステロンの分泌反応は抑制されていたのである。海馬で，そのGRの遺伝子のメチル化を見て，GRのプロモーター領域であるエクソンI_7部位の上流側のメチル化を

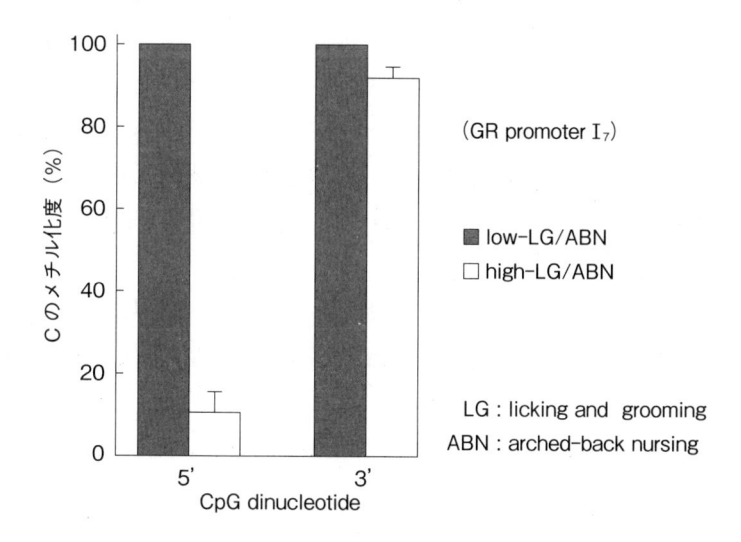

図6-8 母児接触の海馬GR遺伝子メチル化への影響

※海馬のGRでエクソンI_7の上流域と下流域のメチル化を見たもので，low-LG/ABNは面倒見の悪い母獣での育児群，high-LG/ABNは面倒見のよい母獣に育児された群。上流域のメチル化は面倒見のよい母獣に育てられた場合メチル化度が低下しており，GRの発現増加が引き起こされている。(Weaver I.C., Cervoni N., Champagne F.A. et al.: Epigenetic programming by maternal behavior. Nat Neurosci 2004;7: 847-854 より引用改変)

検討したところ，メチル化度は減少していた。しかし，下流側ではメチル化に差はなかった。この低メチル化により，GRの発現が亢進していた。さらに，面倒見のよい母獣から生まれた仔と，そうでない母獣からの仔をそれぞれ交換して各々の母獣に育てさせると，出生後短時間の育児で，同じ結果が得られた(図6-8)。これは胎生期の影響でなく出生直後の育児で生ずる変化であった。この海馬でのGR発現は出生直後の極めて短時間のスキンシップがもたらす結果であると言える。

この低メチル化の機序を検討するために，出生後短期間，DNAメチル基転移酵素の阻害剤（TSA）を，両群の仔に与えて，ストレスに対するコルチコステロンの分泌反応を見ると，面倒見の悪い母獣で育児されても，面倒見のよい母獣で育てられた仔と同じ分泌反応であり，ストレスに対する反応は抑制さ

れた（図6-9）。この結果，GRの低メチル化が，スキンシップにより生ずる変化であることが明らかとなった。

これらの結果より，海馬のGR発現量が多い場合には，視床下部－下垂体－副腎皮質の反応性は低く，逆の場合はストレスに対する過剰反応と副腎皮質ホルモンの基礎値が高くなる。しかもそのGRの発現系変化は生後数日という短時間に起こるものである事が示された[16]。

以上から，人での母乳哺育は，アディポシティリバウンド時期を先に延ばし，小児肥満を抑制し，ストレスに対する抵抗性を高め，2型糖尿病の発症リスクを抑制すると言われているが，その機序として，母乳成分がもちろん重要であるが，それに加えてスキンシップが中枢の遺伝子発現系を変化させて，ストレ

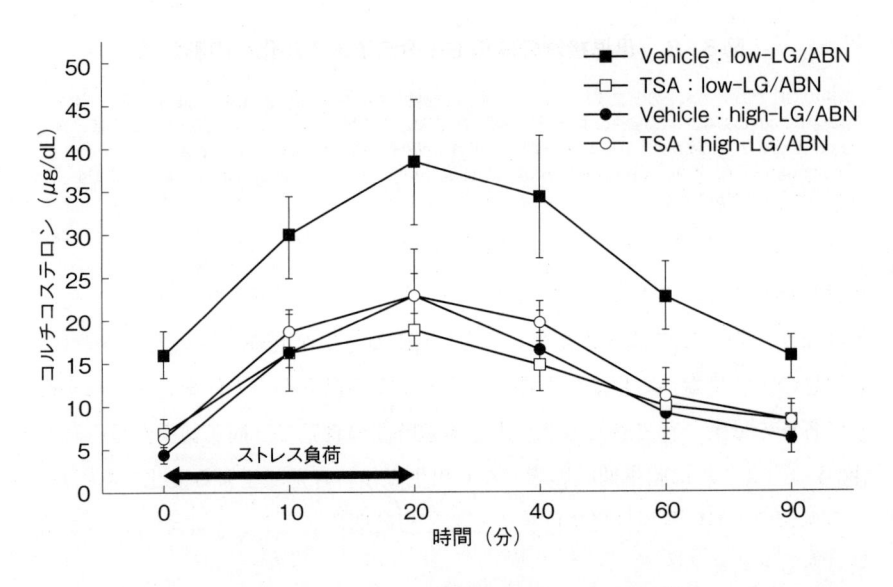

図6-9 ストレスに対するGCの反応比較

※ストレス負荷を与えてコルチコステロンの分泌動態を見たもの。図中のTSA群は，出生直後3日間 DNAメチル基転移酵素1の特異的な阻害作用のあるTSAを投与した群。図中のVehicle群は，TSAを投与しない対照群。面倒見の悪い母獣の育児群のみがストレスに対する過剰反応を示し，基礎値も高い。(Weaver I.C., Cervoni N., Champagne F.A. et al. : Epigenetic programming by maternal behavior. Nat Neurosci 2004 ; 7 : 847-854 より引用改変)

スに対する抵抗性を高める事が示唆される。また，この変化は出生後半年以内に生ずるとも言われている。早期のスキンシップとしてのカンガルーケアの意義も中枢へのエピジェネティックス変化を起こす可能性があり興味深いところである。

（4）エピジェネティックスとメチル基代謝

特殊な遺伝子多型の場合に成人病が発症する例も確かに存在するが，多くは通常の遺伝子配列であっても，胎生期に遺伝子発現制御系に正常状態から乖離した変化（エピジェネティックス）が起こった場合に，それが成人病の素因となり，出生後の環境との相互作用によって疾病が発症する。栄養環境によって遺伝子発現制御系は変化する。出生後の変化では，栄養環境が元に返ると可逆的に元の状態に変化していく事が多い。ところが胎生期に生じた変化は出生後も変化しないという特徴があり，これが成人病の素因となる。そのエピジェネティックな遺伝子発現制御系の変化は，塩田先生が書かれたラジオの音量調節機序に関連して考えると理解しやすい（図6-10)[17]。

ラジオのメインスイッチがオンとなり電源が入る。次いで，そのボリュームスイッチで音量が調節される。遺伝子発現制御系でも同様の現象が起こっている。遺伝子プロモーター領域にはCpGアイランドが多数分布しており，そのシトシン部にメチル基が結合する。すべてのCpG部位にメチル基が結合してしまうと遺伝子の発現が抑制される（静止状態）。しかしそうでない場合はメチル化の程度により発現量が決定され，メチル基の結合量が少ないと発現量が増加する（活性化状態）。このメチル化度がラジオの音量を決めるものである。また同時に，DNAの周りにはヒストンタンパクがあってアセチル化，メチル化，ユビキチン化，リン酸化等が起こって，さらに細かく発現量を調節している。このメチル基を供与する系が one carbon metabolism の代謝系である。その代謝を単純化して図6-11に示した[18]。

この代謝系には，ビタミンB群，亜鉛，アミノ酸，コリン，ベタイン等の多くの栄養素が co-factor として関与しており，最終的には80前後の酵素反応

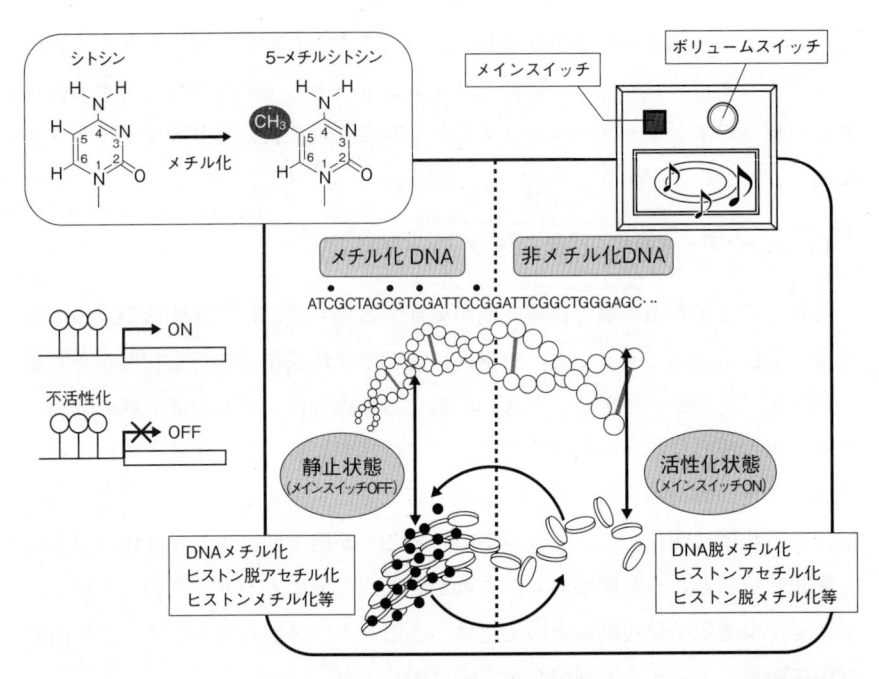

図6-10 DNAメチル化とクロマチン修飾によるエピジェネティック制御装置

(塩田邦郎：生命科学の新たなパラダイム：エピジェネティックス. 実験医学 2005；23；2096-2099 より引用改変)

が関与して，この系が機能している．中心の反応は，メチル基転移酵素がメチル基の供与体である s-adenosylmethionine（SAM）のメチル基を非メチル化物質に結合させるところである．DNA では，DNA methyltransferase 1（他の 3a, 3b は受精期周辺でのみ機能する）が DNA の CpG のシトシンに結合させる．メチル基を供与した後 SAM は，s-adenosylhomocysteine（SAH）に変化し，さらにアデノシンとホモシステインへ変化する．SAH とホモシステインは相互に変化しやすく，その比率は血中，細胞内ともにほぼ一定である．血中のホモシステインの増加は細胞内の SAH の増加を間接的に示すものである．

メチオニン cycle

```
                    ATP  MAT
                        ↘  ↗         X
葉酸 cycle                SAM           メチル基転移酵素
dTMP ← DHF                                  → X-CH₃
dUMP      ↖  THF ←  methionine
              ↑      ─ dimethylglycine
5,10 methylene   MS    BHMT              SAH
   THF         (VB₁₂)  ─ betaine
                                         SAH hydrolase
MTHFR    → 5 methyl THF  homocysteine      → adenosine
(VB₂)                   CBS
                       (VB₆) ─ serine
                        cystathionine
              γ-cystathionase
                  (VB₆)
glutathione ← cysteine        α-ketobutyrate
```

SAM : s-adenocylmethionine,　　SAH : s-adenocylhomocysteine

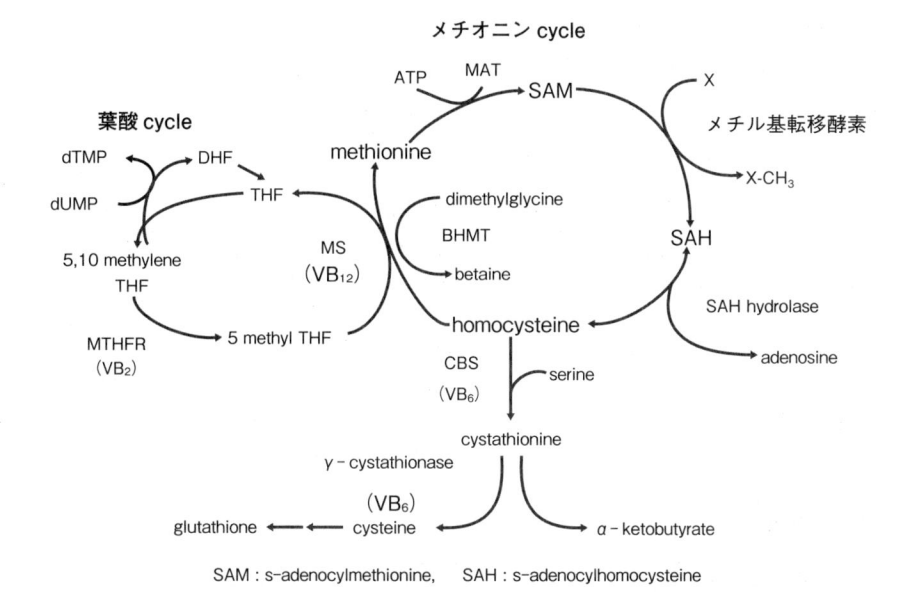

図6-11　メチル基代謝 (one carbon metabolism)

※（　）内にその部での代謝に関与する栄養素を示した。(MacLennan N.K., James S.J., Melnyk S. et al. : Uteroplacental insufficiency alters DNA methylation, one-carbon metabolism, and histone acetylation in IUGR rats. Physiol Genomics 2004 ; 18 ; 43-50 より引用改変)

1) SAM・SAH

　メチル基を最終的に DNA, RNA, リン脂質, タンパク質へ供与するのが SAM であり, 葉酸, メチオニン, コリン, ビタミン B_{12} の摂取量が不足すると, 組織の SAM は速やかに減少する. その場合は, SAH は逆に増加し, この物質はメチル基転移酵素の活性を抑制する. 低栄養状態では, SAM の減少と, SAH 増加によるメチル基転移酵素活性の抑制という2重にメチル化の抑制が起こる事になる. SAM と SAH の組織中の比がメチル化度に関連すると言われてきたが, 必ずしもそうではなく, むしろ SAH と DNA のメチル化度は逆相関し, SAH が高値である場合は, メチル化度が低くなる. その為 SAH は組織メチル化度の一つの指標と考えられている. それゆえ組織での直接の定

量が望ましいが，HPLCを用いた複雑な測定法が必要であり，一般化は現在難しい[19]。SAHとホモシステインとの比は，血中，組織中でほぼ一定であるので，ホモシステイン濃度はメチル化の間接的な指標となるのではとも言われている。

ホモシステインの一部は *cystatioonine-β-sythase* (CBS) により，cysteineに変化する。また一部は，葉酸代謝の代謝物 $5CH_3$-THF と反応してメチオニンに転換される。このメチオニンは methionine adenosyltransferase（MAT）によりアデノシル化されて SAM となる。この代謝系がスムーズに動くことでメチル基が DNA，RNA，ヒストンタンパク等に結合して，正常な細胞機能が維持されていく。

2）葉酸

葉酸は，このメチル基代謝の他にヌクレオチド合成系の2つの系で機能している重要な栄養素である。葉酸代謝に関連した SAM の量で，どちらの代謝へいくか大きく振り分けられる。SAM は，葉酸代謝酵素の MTHFR（methylen tetrahydrofolate reductase）に対しては酵素阻害作用（アロステリック作用）があるので，細胞内で SAM が多くなるとヌクレオチド合成に多くが使われる事となる。SAM が多くなると DNA メチル化が促進し，遺伝子発現の抑制が起こるので，SAM の酵素（MTHFR）阻害作用は合目的と言える。

ところが MTHFR に変異（677C-T）(TT)がある場合，この酵素は 5, 10-methylenetetrahydrofolate (5, $10CH_3$-THF) の 5-methylenetetrahydrofolate ($5CH_3$-THF) への転換する活性が低いので，ヌクレオチド合成系に多くの葉酸が使われることになり，メチオニン合成が相対的に少なくなる。そのために葉酸摂取量が同じでも，この変異酵素を有する人の場合にはより多くの葉酸を摂取しなくてはならない。しかもこの酵素変異を有する人びとの頻度は，人口の10～15%にも達している。そのためにこの群では相対的にホモシステイン値が高い傾向にある。この群で神経間閉鎖障害，口蓋裂や妊娠高血圧症候群が発症しやすい原因は，そのためではないかと想定されている。葉酸投与量を考

慮する場合に，この変異型を有する妊婦が多いことは考慮に入れるべきである。

葉酸の血中濃度は1～2日間の葉酸摂取量を反映し，赤血球内濃度は赤血球が骨髄で形成された時の骨髄組織内の状況を反映しており，血球が形成された後はその寿命である約120日間は不変である。各組織での葉酸の利用状況や，不足しているか否かは，肝臓・骨髄等の組織毎に異なっている。メチル化葉酸はメチル基代謝に関係した機能を示し，非メチル化葉酸はそれとは異なった生理機能を示すと考えるべきである。生検組織でその両者を分析することで，葉酸の代謝動態が分析され，疾病発現との関連性が検討されている。

5．最後に

特に痩せた状態で妊娠した場合や妊娠高血圧症候群等の，胎児が低栄養に曝露される可能性のある場合には，特にこれらの代謝系に関与する栄養素の不足は避けるべきである。「妊産婦のための食生活指針」[20]や，「日本人の食事摂取基準（2005年版）」[21]というガイドラインをもとにした妊婦への栄養指導が求められる。またサプリメントによる栄養学的介入も考慮するべきである。米国の妊婦外来の中心課題は，体重増加量の少ない場合と多過ぎる場合の栄養指導であり，いかに体重を増やすか，いかに増加量を抑制するかという指導が積極的になされている[22]。また長期予後を改善するという視点で，出生後のハイリスク児に対し，アンギオテンシンII受容体阻害剤，長時間作用性の合成グルカゴン等の薬物投与等が動物実験では試みられており，栄養学的な介入に加えて，これらの成果も将来に臨床応用されていく事が期待される。

以上，これらの代謝系の状態を臨床検査で正確に把握していく事が，今後重要なテーマになっていくと予想される。望むべくは，次世代の健康を確保するためには，本人ばかりでなく，社会全体が，思春期以前からの栄養の重要性を十分理解した生活習慣を確立する重要性を周知していただく事を願うばかりである。

文 献

1) デイビッド・バーカー著 福岡秀興監修 藤井留美訳:胎内で成人病は始まっている. ソニーマガジン社, 2005
2) Barker D.J., Osmond C. : Infant mortality, childhood nutrition, and ischaemic heart disease in England and Wales. Lancet 1986 ; 1 (8489) ; 1077-1081.
3) Gluckman P.D., Hanson M.A., Beedle A.S. : Early life events and their consequences for later disease : a life history and evolutionary perspective. Am J Hum Biol 2007 ; 19(1) ; 1-19.
4) Harder T., Rodekamp E., Schellong K. et al. : Birth weight and subsequent risk of type 2 diabetes : a meta-analysis. Am J Epidemiol 2007 ; 165 ; 849-857.
5) de Boo H.A., Harding J.E. : The developmental origins of adult disease (Barker) hypothesis. Aust N Z J Obstet Gynaecol 2006 ; 46 ; 4-14.
6) Hughson M., Farris A.B. 3rd, Douglas-Denton R. et al. : Glomerular number and size in autopsy kidneys : the relationship to birth weight. Kidney Int 2003 ; 63 ; 2113-2122.
7) Pham T.D., MacLennan N.K., Chiu C.T. et al. : Uteroplacental insufficiency increases apoptosis and alters p53 gene methylation in the full-term IUGR rat kidney. Am J Physiol Regul Integr Comp Physiol 2003 ; 285 ; R962-970.
8) Baserga M., Hale M.A., McKnight R.A. et al. : Uteroplacental insufficiency alters hepatic expression, phosphorylation, and activity of the glucocorticoid receptor in fetal IUGR rats. Am J Physiol Regul Integr Comp Physiol 2005 ; 289 ; R1348-1353.
9) Sinclair K.D., Allegrucci C., Singh R. et al. : DNA methylation, insulin resistance, and blood pressure in offspring determined by maternal periconceptional B vitamin and methionine status. Proc Natl Acad Sci USA 2007 ; 104 : 19351-19356.
10) Tra J., Kondo T., Lu Q. et al. : Infrequent occurrence of age-dependent changes in CpG island methylation as detected by restriction landmark genome scanning. Mech Ageing Dev 2002 ; 123 ; 1487-1503.
11) Smiraglia D.J., Plass C. : The study of aberrant methylation in cancer via restriction landmark genomic scanning. Oncogene 2002 ; 21 ; 5414-5426.
12) Ehrlich M. : Cancer-linked DNA hypomethylation and its relationship to hypermethylation. Curr Top Microbiol Immunol 2006 ; 310 ; 251-274.
13) MacLennan N.K., James S.J., Melnyk S. et al. : Uteroplacental insufficiency

alters DNA methylation, one-carbon metabolism, and histone acetylation in IUGR rats. Physiol Genomics 2004 ; 18 ; 43-50.
14) Lillycrop K.A., Phillips E.S., Jackson A.A. et al. : Dietary protein restriction of pregnant rats induces and folic acid supplementation prevents epigenetic modification of hepatic gene expression in the offspring. J Nutr 2005 ; 135 ; 1382-1386.
15) Weaver I.C., Cervoni N., Champagne F.A. et al. : Epigenetic programming by maternal behavior. Nat Neurosci 2004 ; 7 : 847-854.
16) Diorio J., Meaney M.J. : Maternal programming of defensive responses through sustained effects on gene expression. J Psychiatry Neurosci 2007 ; 32 ; 275-284.
17) 塩田邦郎 : 生命科学の新たなパラダイム : エピジェネティックス. 実験医学 2005 ; 23 ; 2096-2099.
18) MacLennan N.K., James S.J., Melnyk S. et al. : Uteroplacental insufficiency alters DNA methylation, one-carbon metabolism, and histone acetylation in IUGR rats. Physiol Genomics 2004 ; 18 ; 43-50.
19) Melnyk S., Pogribna M., Pogribny I.P. et al. : Measurement of plasma and intracellular S-adenosylmethionine and S-adenosylhomocysteine utilizing coulometric electrochemical detection : alterations with plasma homocysteine and pyridoxal 5'-phosphate concentrations. Clin Chem 2000 ; 46 ; 265-272.
20) 「妊産婦のためのバランス食生活ガイド」 母子保健事業団 : 妊産婦のための食生活指針 (http://www.mhlw.go.jp/houdou/2006/02 /h0201-3a.html). 2007.
21) 厚生労働省策定 : 日本人の食事摂取基準 〔2005年度版〕. 第一出版, 2005.
22) 金子哲夫訳 : 妊娠と授乳. Bowman B.A., Russell R.M. 編　小村修一, 小林修平訳・監修, 最新栄養学, 建帛社, 2007.

第7章 葉酸代謝関連遺伝子多型に基づくテーラーメイド栄養の実践

平岡真実[*1]

1. 葉酸とホモシステイン代謝

　葉酸はビタミンB群の一種であり、食物中に種々の型の葉酸として含まれる。葉酸とは総称名であり、プテロイルグルタミン酸という化合物を表す「folic acid」(図7-1)と、タンパク質と結合したり、複数のグルタミン酸と結合したポリグルタミン酸型葉酸を表す「folate」がある。天然型の葉酸はジヒドロ体またはテトラヒドロ体に種々の1炭素単位（one-carbon unit）が結合し、グルタミン酸が2～11個結合したポリγ-グルタミン酸型として存在している。これら1炭素単位を結合した種々の還元型葉酸は葉酸補酵素とよばれ、ヌクレオチドの生合成、アミノ酸のグリシン、セリン、メチオニンやヒスチジンの代謝、メチル基の生成転換系、ミトコンドリアや葉緑体タンパク質の生合成、ビタミン代謝などに関与している。

　ホモシステインは必須アミノ酸であるメチオニンが代謝されて生成されるアミノ酸であり、その代謝には葉酸がビタミンB_{12}やビタミンB_6とともに密接に関係する（図7-2）。ホモシステインの代謝は主に二つの経路がある。一つはメチオニンに転換される再メチル化経路で、この反応を触媒するメチオニン合成酵素（MS：methionine synthase）にはビタミンB_{12}が補酵素として作用する。摂取葉酸由来の5-メチルテトラヒドロ葉酸がメチル基供与体として必要とされ、その産生を担うのがメチレンテトラヒドロ葉酸還元酵素（MTHFR：methylenetetrahydrofolate reductase）であり、この経路の律速段階となって

[*1] 女子栄養大学臨床生化学研究室

図7-1 プテロイルモノグルタミン酸（folic acid）の構造式

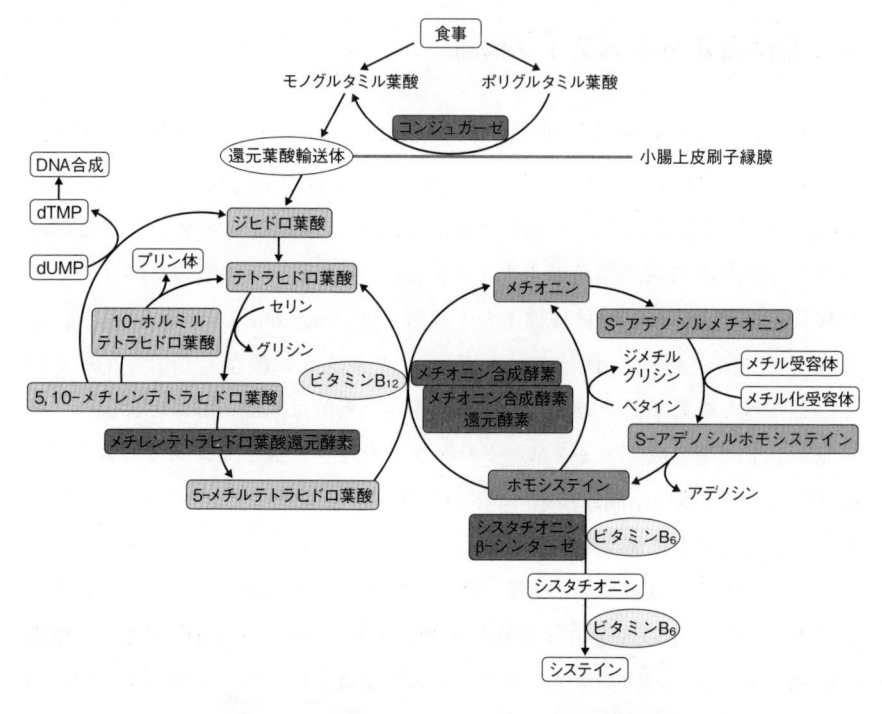

図7-2 葉酸・ホモシステイン代謝経路

いる。もう一つの経路である硫黄転移経路では，ビタミンB_6を補酵素とするシスタチオニンβ-シンターゼ（CBS：cystathionine β-synthase）によりシスタチオニンへ変換される。したがって葉酸，ビタミンB_{12}，ビタミンB_6のいずれかの欠乏で血中のホモシステインが上昇する。高ホモシステイン血症は，

心筋梗塞,脳梗塞[1],認知症(アルツハイマー型認知症,血管性認知症)[2,3]の独立した危険因子と報告されてきた。血漿ホモシステインが5μmol/L 上昇すると虚血性心疾患の危険率が60%上昇する[4]。骨粗鬆症[5]や癌,高血圧,うつ病との関連もわかってきた[6]。

血清ホモシステイン値は,高齢者や男性,閉経後女性で高値を示すが,生活習慣にも左右される。たとえば喫煙やコーヒーはホモシステイン値を上昇させ[7],緑黄色野菜やシリアルの摂取は低下させる[8]。また慢性腎不全[9]をはじめ種々の疾患でも高ホモシステイン血症となる。こうした因子と並んで大きく影響するのが遺伝因子である。

2. 葉酸代謝関連遺伝子多型

MTHFR は 5, 10-メチレンテトラヒドロ葉酸を 5-メチルテトラヒドロ葉酸に還元する酵素で,ビタミン B_2 の補酵素型であるフラビンアデニンジヌクレオチド(FAD)が必要である。代表的な MTHFR 遺伝子の一塩基多型(SNP)は C677T の点変異で,コードしているタンパク質のアラニンがバリンに変異することで熱に対し不安定になり,CC 型に比べて CT 型では約35%,TT 型では70%酵素活性が低下する[10]。その結果,5-メチルテトラヒドロ葉酸低下によってホモシステインからメチオニンへの経路が阻害され血清ホモシステイン値が上昇するのである。MTHFR C677T 多型は神経管閉鎖障害(NTDs),虚血性心疾患,認知症や癌の発症と関連が深い。MTHFR の第2の SNP である A1298C でも酵素活性低下との関連が報告されている[11]。これらを含めて表7-1に示すとおり多くの多型が調べられており,単独あるいは遺伝子間の相互作用によって血清ホモシステイン値に影響を及ぼす[6,12]。

MS 活性が低下すると血清ホモシステイン値が上昇することが知られており[13],MS A2756G 多型の AA 型において血清ホモシステイン値が高い[14]。メチオニン合成酵素還元酵素(MTRR:methionin synthase reductase)はホモシステインの再メチル化において MS を

表7-1　葉酸・ホモシステイン代謝に関連した遺伝子多型と頻度

遺伝子	英語名	略号	SNP	アミノ酸の変異	対立遺伝子の頻度
グルタミン酸カルボキシペプチダーゼ	glutamate carboxypeptidase	GCPⅡ	C1561T	His475Tyr	Approx 0.06(T)
還元葉酸輸送体	reduced folate carridr-1	RFC-1	A80G	His27Arg	0.46-0.56(G)
メチレンテトラヒドロ葉酸脱水素酵素	methylenetetrahydrofolate dehydrogenase	MTHFD	G1958A	Arg653Gln	0.41-0.46(A)
チミジル酸合成酵素	thymidilate synthase	TS	28bp rpt		0.17-0.48 (two rpt)
			6bp del		0.29-0.42 (del)
ジヒドロ葉酸還元酵素	dihydrofolate reductase	DHFR	19bp del		0.45(del)
セリンヒロドキシメチル転移酵素(細胞質)	cytosolic serine hydroxymethyltransferase	cSHMT	C1420T	Leu474Phe	0.32-0.36(T)
セリンヒロドキシメチル転移酵素(ミトコンドリア)	mitochondrial serine hydroxymethyltransferase	mSHMT	4bp del		0.02(del)
メチレンテトラヒドロ葉酸還元酵素	methylenetetrahydrofolate reductase	MTHFR	C677T	Ala222Val	0.10-0.50(T)
			A1298C	Glu429Ala	0.25-0.40(C)
メチオニン合成酵素	methionine synthase	MS	A2756G	Asp919Gly	0.15-0.20(G)
メチオニン合成酵素還元酵素	methionine synthase reductase	MTRR	A66G	Ile22Met	0.39-0.59(G)
トランスコバラミン	transcobalamin	TC	C776G	Pro259Arg	Approx 0.45(G)
ベタイン-ホモシステインメチル基転移酵素	betaine-homocysteine methyltransferase	BHMT	G716A	Arg239Gln	0.25-0.37(A)
シスタチオニン β-合成酵素	cystathionine β-synthase	CBS	844ins68		Approx 0.09(ins)
			31bp VNTR		Approx 0.77(18rpt)

(van der Linden I.J., Afman L.A., Heil S.G. et al.: Genetic variation in genes of folate metabolism and neural-tube defect risk. Proc Nutr Soc 2006；65；204-215より一部引用)

活性状態に維持するフラボタンパクであり，遺伝子多型A66Gの変異GG型では葉酸やビタミンB_{12}の影響を受け血管疾患[15]，癌[16]，NTDs[17]などの危険因子といわれている。CBSの挿入・欠失多型844ins68多型は日本人での68bp挿入頻度は低いが，欧米人では15～30%と高い[18]。CBS遺伝子のエキソン8における68bpの挿入があり，かつMTHFR C677TのT

変異をもつ者では，脊髄披裂の危険性が5倍も高くなる[19]。小腸での葉酸吸収に関連したグルタミン酸カルボキシペプチダーゼ（通称コンジュガーゼ，GCPⅡ：glutamate carboxypeptidaseⅡ）の遺伝子多型C1561Tの変異型TアリルではⅢ清葉酸値の低下，血清ホモシステイン値の上昇との関連が示されたが[20]，一方で，葉酸値が高いとの報告もあり[21]，まだこの多型の葉酸栄養状態に及ぼす影響は明らかではない。還元葉酸輸送体（RFC-1：reduced folate carrier-1）は葉酸吸収過程において重要な働きをするトランスポーターである。この遺伝子多型G80AのGG型は単独で，あるいはMTHFR C677T, A1298Cとの遺伝子間相互作用により葉酸やホモシステイン値に影響を与え，NTDsとの関連が指摘されている[22]。しかし最近の総説[23]ではNTDsと関係があるものはMTHFR C677TとMTRR A66Gの二つのみともいわれている。

われわれはMTHFR C677TとA1298C, MS A2756G, MTRR A66G, RFC-1 G80A, CBS 844ins68, GCPⅡ C1561Tについて，日本人における多型頻度と血清ホモシステイン，葉酸，ビタミンB_6，ビタミンB_{12}値を詳細に調べたところ，血清ホモシステイン値に有意な影響をもつ多型はMTHFR C677T多型であることがわかった（表7-2）。

このMTHFR C677Tの変異型ホモであるTT型では野生型のCC型の3.4倍も多く脳梗塞を発症し[24]，虚血性心疾患は発症リスクが16%高くなる[25]。しかしMTHFR C677T多型の影響は穏やかであるため，葉酸やビタミンB_{12}を十分摂取することで血清葉酸値，ホモシステイン値ともに対照と同レベルまで回復可能である。われわれは日本人若年女性100名において，通常の食事（葉酸約300μg含）に加え葉酸400μgを総合ビタミン剤で摂取させ，TT型でも血清葉酸値やホモシステイン値をCC型と同レベルにすることが可能であることを示した（図7-3）[26]。

3．葉酸不足と認知症

葉酸欠乏は長期の摂取不足により段階的に進行する。造血機能に異常をきた

表7-2 若年女性における葉酸関連遺伝子多型別血清中の総ホモシステイン値, 葉酸値, ビタミン B_6 およびビタミン B_{12} 値

Genotype		%	Serum tHcy (μmol/L)	Serum folate (nmol/L)	Serum B_6 (μmol/L)	Serum B_{12} (pmol/L)
	All subjects	100.0	9.1±2.7	18.1±7.5	74.5±65.8	450±154
MTHFR C677T	CC	32.8	8.8±2.0	20.3±9.3	66.1±47.5	450±138
	CT	51.6	8.9±2.0	17.3±6.3	69.4±46.7	448±162
	TT	15.6	10.9±4.7	16.1±5.7	107.3±119.8	474±157
MTHFR A1298C	AA	68.8	9.4±3.0	17.6±6.1	78.0±70.5	452±157
	AC	29.6	8.6±1.8	19.4±10.1	68.0±55.8	444±151
	CC	1.6	8.2±1.4	17.3±3.8	49.6±11.9	442±24
MS A2756G	AA	67.2	9.2±2.2	17.9±7.6	75.4±66.5	459±154
	AG	29.2	9.3±3.6	18.4±6.9	69.0±60.8	421±139
	GG	3.6	7.8±2.1	19.4±11.1	113.5±100.2	513±220
MTRR A66G	AA	55.6	9.2±3.1	18.2±6.5	72.3±51.1	454±163
	AG	35.9	9.2±2.1	17.9±6.6	84.6±93.0	440±142
	GG	3.6	8.8±2.1	19.2±14.9	52.2±17.3	455±147
RFC-1 G80A	GG	20.4	9.1±2.2	17.4±6.1	78.0±80.0	415±148
	GA	46.0	9.2±2.9	18.9±8.9	67.0±52.2	473±164
	AA	33.6	9.1±2.6	17.4±5.9	81.5±71.5	438±137
CBS 844ins68	DD	99.6	9.2±2.7	18.1±7.5	74.5±66.0	450±154
	ID	0.4	7.7	15.1	69.2	351
GCPⅡ C1561T	CC	100.0				

し, 巨赤芽球性貧血を起こすことが特徴的であるが, 軽度の不足やMTHFR遺伝子多型では血清ホモシステイン値の増加を引き起こし, 血管内皮細胞の平滑筋細胞増殖を機序として, 心血管疾患や脳梗塞を起こしやすくし, さらには認知症発症の危険因子とされている。

　葉酸はエピジェネティックスに直接関わる点でもこれら疾病の発症機構において重要である。すなわち葉酸欠乏によりプロモーターのCpGアイランドのDNAメチル化が低下し, 発現の抑制が失われるためである。MTHFR遺伝子多型や葉酸欠乏ですべてのタイプの脳梗塞が起こるが, これはエピジェネティックに血管平滑筋細胞が増殖型移行して動脈硬化を生じるためである[27]。

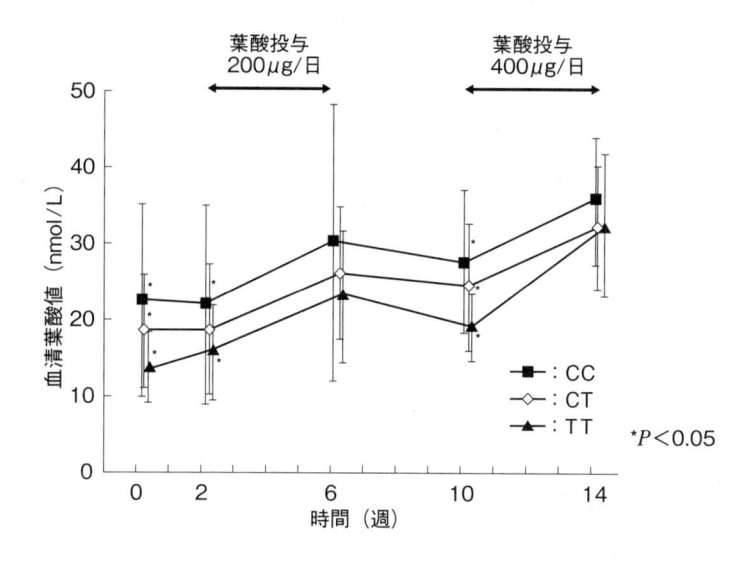

図7-3 葉酸負荷のMTHFR C677T多型と血清葉酸値への影響

(Hiraoka M., Kato K., Saito Y. et al. : Gene-nutrient and gene-gene interactions of controlled folate intake by Japanese women. Biochem Biophys Res Commun 2004 ; 316 ; 1210-1216 より引用)

また，アルツハイマー型認知症の誘因の一つとして，アミロイド前駆体とプレセニリン1の遺伝子調節部位のCpGアイランドのメチル化が低下することによりこれらの合成が促進される[28]。胎児の分化時にCpGアイランドのDNAメチル化が十分行われていないとNTDsが起こる。

修道女研究で有名な「Nun Study」とは，人を長期間一定環境に置く追跡研究であり，生涯を同一環境で過ごす修道女の遺体解剖により，血清葉酸値低下が非常に有意な相関でアルツハイマー病を発生させたことを，脳の新皮質の形態から明らかにした[29]。

Framingham studyでも認知症の原因として葉酸欠乏による高ホモシステイン値を示しており[30]，健常者であっても高ホモシステイン値は脳の萎縮と相関していた[31]。血清ホモシステイン値が15 μmol/L以上の高ホモシステイン血症では5年後の認知症発症の危険率が2倍以上である[32]。認知症患者は健常者に

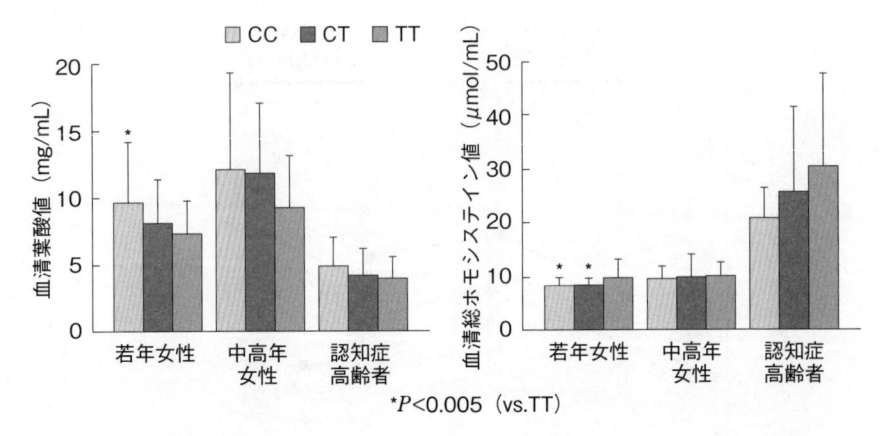

図7-4 認知症高齢者では MTHFR C677T 多型にかかわらず血清葉酸値は低値,血清総ホモシステイン値は高値を示す

(香川靖雄,日笠志津,辻村卓ほか:ビタミン関連酵素の多型とテーラーメイド栄養.ビタミン 2008;82;165-172 より引用)

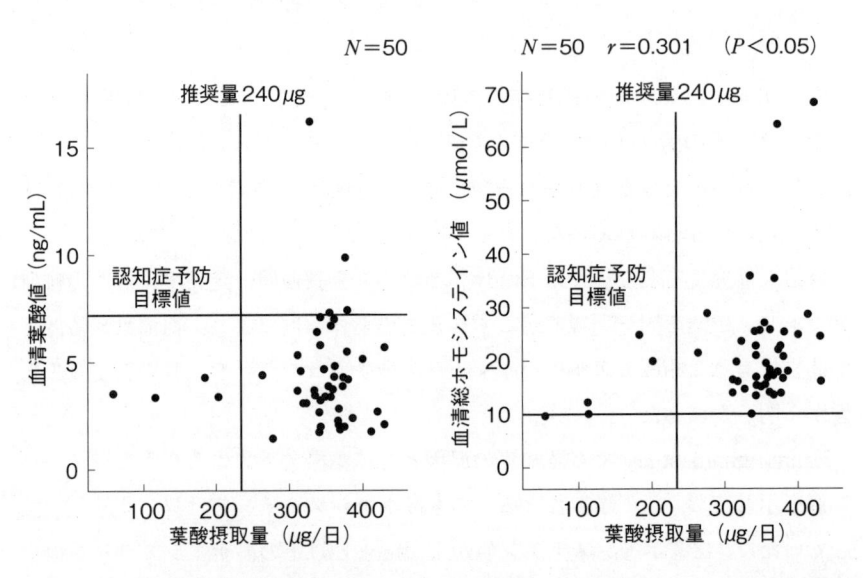

図7-5 認知症高齢者の葉酸摂取量と血清葉酸,総ホモシステイン値の関係

比べて血清葉酸値が低く，血清ホモシステイン値は高く，MTHFR多型の影響も受けることはわれわれも確認している（図7-4）[33]。

　葉酸摂取量は健常者においては血清葉酸値と有意な正の相関，血清ホモシステイン値とは負の相関を示す。しかし消化機能の低下した高齢者では，わが国の葉酸推奨量を超えていても，血清葉酸値は基準値を下回り，血清ホモシステイン値は基準値を超えて高値を示した（図7-5）。

4．葉酸摂取の効果

　食事摂取基準では健常者全人口に対して一律に，集団の平均値が推定必要量（EAR）と定める。推定平均必要量によって十分健康を維持できる個体は全体の半数である。必要量が正規分布すると仮定して，推奨量（RDA）は「推定平均必要量＋2標準偏差」とされている[34]。しかし，たとえばこのMTHFR

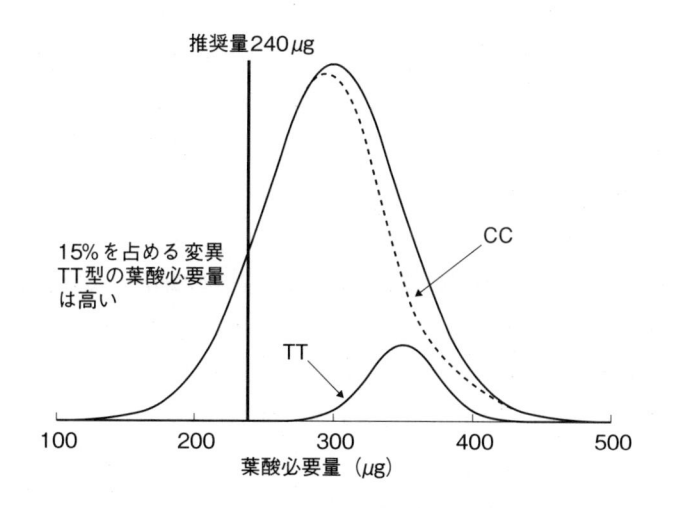

図7-6　MTHFR C677T 多型を考慮した葉酸必要量分布モデル

(Rosenberg I.H., Rosenberg L.E. : The implications of genetic diversity for nutrient requirements : the case of folate. Nutr Rev 1998 ; 56 ; S47-S53 より一部改変)

C677T遺伝子多型では,図7-6[35]に示すとおり,健常者においても現在の葉酸推奨量240μgでは不足する個体がいる。国際的には癌や心血管疾患,アルツハイマー病などの一次予防を目的としたRDAが必要との考えから諸外国の葉酸推奨量は400μgが主流である[36]。わが国の葉酸推奨量は約半分程度の240μgにすぎず,たとえ葉酸摂取量が推奨量240μgを超えていたとしても血清葉酸値はCC型,CT型に比べてTT型が有意に低く,血清ホモシステイン値は有意に高いのである[37]。

食事中に含まれる葉酸はほとんどがポリグルタミン酸型であり,小腸微絨毛膜に存在する酵素,コンジュガーゼでモノグルタミル葉酸に水解されて,還元葉酸輸送体(RFC-1)によって小腸上部から門脈へ吸収される[38]。したがって,その消化は代謝過程に余分の過程があるため,その吸収割合は減少し,約50%程度と見積もられている[39]。一方サプリメントに含まれる合成葉酸はグルタミン酸が1つ結合したモノグルタミン酸型なので,その90%が容易に吸収されるため利用されやすいといわれている[40]。穀類に強制的に葉酸を強化(140μg/100g穀類)しているアメリカでは,食品中葉酸量を葉酸当量(DFEs:dietrary folate equivalents)として表しており,天然の食品中の葉酸に対して強化葉酸のプテロイルモノグルタミン酸には1.7を乗じている[36]。

アメリカでは心血管疾患や認知症の予防に必要な血清葉酸値や血清ホモシステイン値を米国国民栄養調査(NHANES)で測定しており,1998年に葉酸を強化して以降血清葉酸値は大きく上昇し,血清ホモシステイン値は低下した[41]。その結果,NTDs発症率低下のほか,脳卒中死亡率も劇的に減少させ[42],さらに認知症を予防することも多くの研究で報告されている[43]。平均的な摂取量は強化食品から約400μgDEFs,通常の食品から200μgDEFs,合わせて1日当たり600μgDEFsである。これは血清葉酸値や血清ホモシステイン値の遺伝子間差を解消するために十分な量とされている[44]。小麦粉の葉酸強化を義務づけている国は2007年には52カ国にのぼっている(図7-7)[45]。

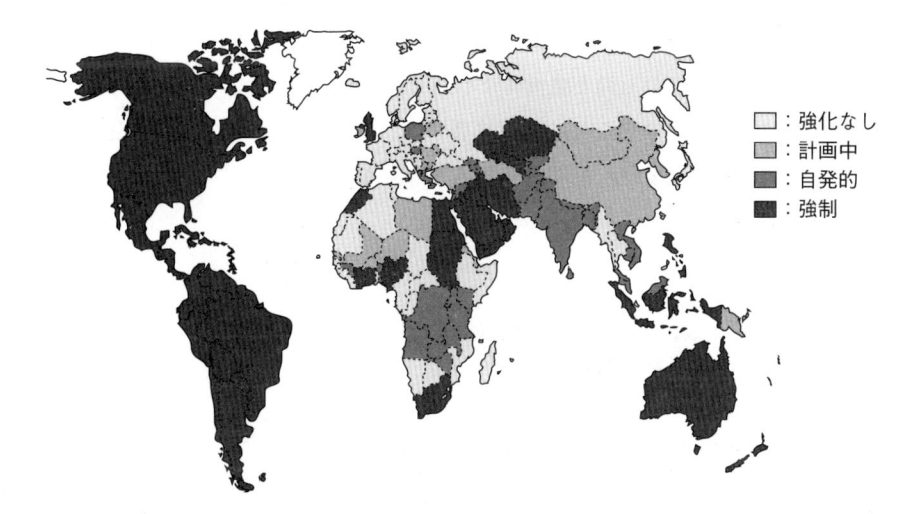

図7-7　世界の小麦粉強化状況（2008年9月）

※ただしイギリスは葉酸強化なし（鉄のみ強化）（http://www.sph.emory.edu/wheatflour/globalmap.php から引用）©Flour Fortification Initiative

凡例：
- □：強化なし
- ▨：計画中
- ▦：自発的
- ■：強制

5．ゲノム対応栄養指導

　生活習慣病などの疾病に対する感受性遺伝子と栄養素の相互作用が科学的に明らかにされたことにより，個人対応の栄養推奨量の設定が可能となった。遺伝子型を認識することは，疾病リスクとされているほかのどんな指標よりも効果的であり，食事改善に対するモチベーションを高く維持でき，発病前からの一次予防ができることが大きな利点である[46]。葉酸とその代謝関連多型に対する予防効果の科学的根拠は，数多く示されている[47,48]。

　女子栄養大学栄養クリニックでは，過去数年にわたり希望する受講生にMTHFR C677Tの遺伝子多型を調べ，結果に基づく栄養指導を実施してきた。多型結果を医師が直接本人に告知し，日本人の15%を占める変異TT型個人には，血清ホモシステイン値と血清葉酸値に応じて推奨量より多い400μg/日

を摂るように野菜摂取と必要な場合は葉酸サプリメントの使用を勧めている。半年後の血清葉酸値の上昇と血清ホモシステイン値の低下は，遺伝子多型を告知することにより，告知なしに比べて著しい（図7-8）[33]。すなわち自己の体質（この場合遺伝子多型）を認識することが栄養状態改善につながりやすいことが明らかとなった。

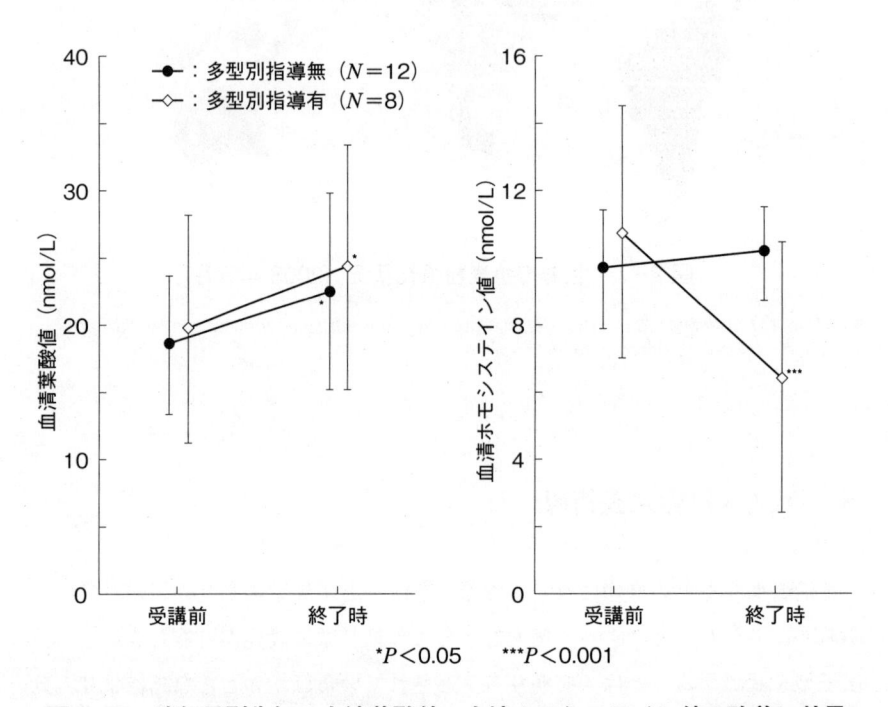

$*P<0.05$　　$***P<0.001$

図7-8　遺伝子型告知は血清葉酸値，血清ホモシステイン値の改善に効果的である

6．さかど葉酸プロジェクト

(1) さかど葉酸プロジェクト概要

　葉酸の摂取量増加が認知症や脳梗塞，先天異常児などの発症予防につながることに着目し，葉酸関連遺伝子多型に基づくテーラーメイド栄養指導を実施していた女子栄養大学と，所在地である埼玉県坂戸市との共催による，一般市民へのテーラーメイド栄養学の応用として 2006 年からスタートした。このプロジェクトは 2006 年度，地域再生法に基づき内閣府の認定を受けており，支援措置の内容は「『高齢者活力創造』地域再生プロジェクトの推進」である。地域コミュニティ再構築による健康づくりとして，①地域コミュニティ再生（健康づくり地域寺子屋構想）②市民との協働（健康づくりサポーターと協働）③地域の知的・人的資源の活用（市内 3 大学と連携協力協定）からなる。期待される効果には，地産地消の推進や医療費削減への貢献も含まれる（表 7-3）[49]。

　市民健康講座「食と認知症予防講習会」は，市民の関心の高い認知症予防を中心に置き，血清ホモシステイン値が高値の人や MTHFR C677T 遺伝子多型

表7-3　さかど葉酸プロジェクト概要

- 地域再生法に基づき内閣府から認定(2006年度) された「『高齢者活力創造』地域再生プロジェクト
- 認知症や動脈硬化症，先天異常児等を予防し，市民の健康寿命を延伸，市財政の医療費削減に貢献
- 認知症の仕組み，食と健康，健康体操等を織り交ぜた市民健康講座
- 一般市民へのテーラーメイド栄養学の応用
- 主催　坂戸市　　共催　女子栄養大学
- 期待される効果
　　葉酸摂取の必要性の認識，野菜消費量の増加，農家の野菜生産性意欲の向上，休耕地の活用，市民農園の普及，地産地消の推進　等

がTT型の人に対して重点的な指導を行うハイリスクアプローチである。さらに，坂戸市では葉酸の推奨量を国際水準の400μgと定めており，地元企業や大学の連携事業により葉酸強化食品の「さかど葉酸ブレッド」や「さかど葉酸カレー」「さかど葉酸たまご」などの共同開発も進めている。さかど葉酸ブレッドの学校給食での利用も始まり，坂戸市民全体を対象とした集団アプローチも行っている。また，NTDsの予防のためにも，高校卒業時と婚姻届の受付時に葉酸啓蒙のパンフレット配布も実施している。

（2）食と認知症予防講習会

2006年9月から一般市民を対象とした講習会（定員50名）がスタートした。市内の公民館にて半年間にわたって全6回のプログラムであるこの講習会は，年1回ずつ市内公民館を巡回する形で開催されており，現在も3カ所目の公民館で実施中である。

［第1回］認知症の発症メカニズムや葉酸の必要性，遺伝子多型について講義を行い，血液検査および遺伝子検査について十分な説明の後，参加者全員から署名による同意書の提出を受けた。採血後，食事摂取量頻度調査法による栄養調査を行い，管理栄養士が内容を確認した。なお，このプロジェクトは「女子栄養大学ヒト・ゲノム遺伝子解析研究に関する医学倫理委員会」の承認（第186-G号）を得て実施している。血清ホモシステイン値の測定は，東京大学付属病院臨床検査室とアルフレッサファーマ（株）との共同研究である。

［第2回］葉酸をはじめとするビタミン全般に関する講義に引き続き，血液検査値（葉酸，ビタミンB_{12}，ホモシステイン）とMTHFR遺伝子多型結果を医師から個人ごとに対面で告知した。プライバシーの確保に配慮し，親展などで家庭に郵送することは禁止とした。その結果と栄養調査から算出した葉酸摂取量や野菜の摂取量に基づき，熟練した管理栄養士が栄養指導した。

［第3回］葉酸摂取量増加につながる「みどり色野菜（葉酸）いっぱいメニュー」を紹介し，実際に受講者が調理体験することにより，葉酸摂取意欲の促進を図った。

［第4回］高齢者でも無理のない動きで生活習慣病予防，介護予防，認知症予防に役立つ健康体操を行った。

［第5回］介入効果確認のため，再び採血と栄養調査を実施した。

［第6回］集計結果（血清葉酸値およびホモシステイン値の変化，葉酸摂取量，野菜摂取量の増加）の報告と再度個人栄養指導を行った。

一般市民講座に並行して，市役所職員を対象とした「教養講座」，地域の町内会や自治会を単位とした地域住民を対象とした「健康づくり地域寺子屋事業」においても調理実習と健康体操を除いたほかは同様の血液検査と栄養調査，栄養指導がなされた。基本は①認知症のメカニズムと食生活，葉酸の働きなどの講義，②血液検査，食事調査，③検査結果告知と個別栄養指導，の3点をセットとして，期間をあけて2回実施する。

フォローアップ講座として開講1年後を目安に，希望者には再び採血，食事調査を実施し，葉酸およびホモシステイン濃度が良好であるかを個別に知らせ，栄養指導を行った。

（3）遺伝子多型に応じたテーラーメイド栄養指導の実践と効果

1）遺伝子多型に応じた栄養指導法

さかど葉酸プロジェクトがほかの栄養改善介入と異なる点は，「遺伝子多型に対応した栄養指導」である。これを実践するには，遺伝子多型を理解した上で，葉酸摂取量を向上させる具体的な栄養指導ができる栄養士が多数必要である。そこで，筆者らは坂戸市の協力のもと，地域活動栄養士を対象に研修を実施して，こうした栄養士のスキルアップにも力を入れている。葉酸や遺伝子多型の基礎知識の講習に加えて，血液検査と食事調査にも参加していただき，自身の遺伝子型や食事調査結果を使用しながら，さかど葉酸プロジェクトにおける栄養指導の基本を理解していただいた。葉酸を積極的に摂るためのレシピの開発などにも取り組んでいる。

遺伝子結果の告知は受講者に対して必ず医師からなされ，その後個別栄養指導となる。栄養士は受講者が医師から渡された「結果シート」（図7-9）を活

146　第7章　葉酸代謝関連遺伝子多型に基づくテーラーメイド栄養の実践

氏名　　　　様　（　　　歳）　採血日　平成　年　月　日

認知症：MTHFR（メチレンテトラヒドロ葉酸還元酵素）C677T遺伝子多型結果

ホモシステインからメチオニンへの代謝経路で働く酵素MTHFRに関わる遺伝子多型
　　CC型：MTHFR酵素活性　ふつう
　　CT型：MTHFR酵素活性　やや低下
　　TT型：MTHFR酵素活性　低下　→　ホモシステインが上昇しやすい

・あなたのMTHFR C677T遺伝子多型　　TT型

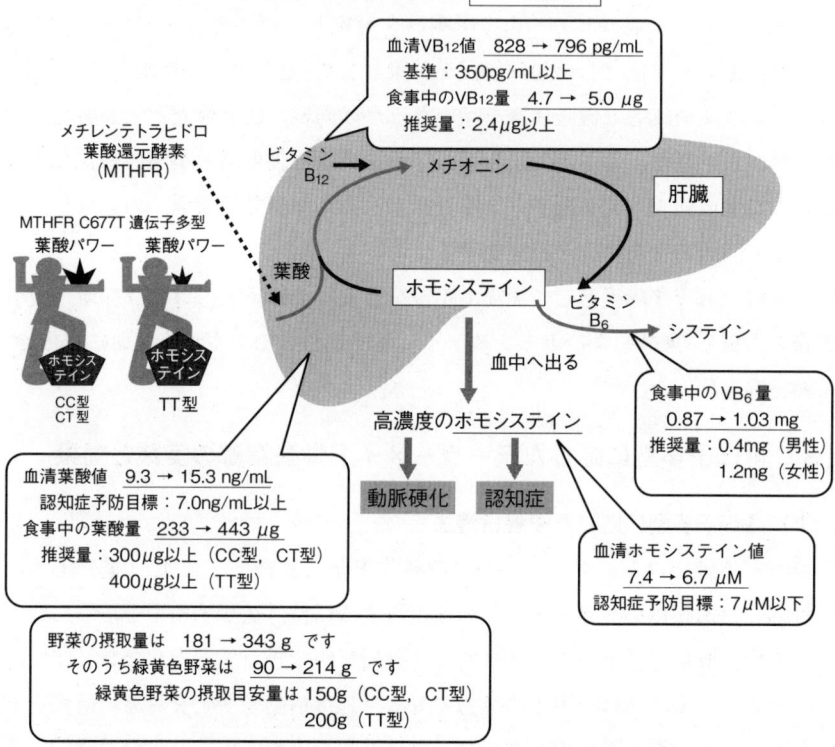

血清VB_{12}値　828 → 796 pg/mL
基準：350pg/mL以上
食事中のVB_{12}量　4.7 → 5.0 μg
推奨量：2.4μg以上

メチレンテトラヒドロ
葉酸還元酵素
（MTHFR）

MTHFR C677T遺伝子多型
葉酸パワー　　葉酸パワー
　CC型　　　　TT型
　CT型

ビタミンB_{12} → メチオニン
葉酸
ホモシステイン
ビタミンB_6 → システイン
肝臓

血中へ出る
高濃度のホモシステイン
動脈硬化　認知症

血清葉酸値　9.3 → 15.3 ng/mL
認知症予防目標：7.0ng/mL以上
食事中の葉酸量　233 → 443 μg
推奨量：300μg以上（CC型，CT型）
　　　　400μg以上（TT型）

食事中のVB_6量
0.87 → 1.03 mg
推奨量：0.4mg（男性）
　　　　1.2mg（女性）

血清ホモシステイン値
7.4 → 6.7 μM
認知症予防目標：7μM以下

野菜の摂取量は　181 → 343 g　です
　そのうち緑黄色野菜は　90 → 214 g　です
　　緑黄色野菜の摂取目安量は150g（CC型，CT型）
　　　　　　　　　　　　　　200g（TT型）

ホモシステインが高いと動脈硬化や認知症を招きやすい！
ホモシステインを下げるポイント
　＊葉酸とビタミンB_{12}が多く含まれている食品をたくさん食べて，
　　ホモシステインをメチオニンに変えていきましょう
　＊ビタミンB_6が多く含まれている食品をたくさん食べて，
　　ホモシステインをシステインに変えていきましょう

監修：香川靖雄（女子栄養大学）

図7-9　遺伝子多型と血清葉酸値，血清総ホモシステイン値，葉酸摂取量を使用したテーラーメイド栄養指導

用しながら参加者に対して栄養指導する。このとき最も重要な点は，MTHFR遺伝子多型がTT型であったとしても，葉酸を十分摂取することで，認知症や脳梗塞などの発症をほかの多型と同様に予防できることを理解させることである。TT型と告知されると血清ホモシステイン値が正常レベルであったとしても「自分は必ず認知症になってしまう」と多かれ少なかれショックを受ける受講者が大半である。遺伝子多型，つまり体質を知ることで認知症予防につながること，そのためにわれわれ栄養士が力を貸すことをていねいに説明し，不安感の払しょくに努めた。一方で，CC型と告知された受講生の中には「自分は絶対認知症にならない」と思い込む場合もあり，多型にかかわらず葉酸摂取が重要であることを再度説明した。

「結果シート」では①血清ホモシステイン値の確認，②遺伝子多型の確認，②血清葉酸値の確認，③葉酸とホモシステインの関係，③ホモシステインは葉酸のみならずビタミンB_{12}とビタミンB_6とも関係があること，④葉酸，ビタミンB_{12}，ビタミンB_6以外に血清ホモシステイン値上昇に影響する因子（性別，年齢，喫煙，腎臓障害など）を順を追って説明した。血清ホモシステイン値の認知症予防のための目標値は7μmol/Lに設定した。これは65～67歳の高齢者2,189名についての6年間にわたるホモシステインと認知能試験[50]や磁気共鳴画像による無症候性と，症候性の脳虚血病変（脳梗塞やleukoaraiosisとよばれる深部びまん性白質病変）の発見頻度[51]を参考にした。血清葉酸値の目標値7 ng/mLは，葉酸摂取量が推奨量を充足している者の血清葉酸値から求めた基準範囲[52]を適用した。

葉酸摂取量はCC型，CT型では300μg，TT型では400μg以上を基準と定めて，緑黄色野菜はCC型，CT型は150g，TT型は200gの摂取を目安にした。基本的には食事の改善で葉酸摂取量の基準を超える指導方針とし，葉酸を多く含む野菜を「みどり色野菜」と称して具体的にブロッコリー，ほうれん草，小松菜，グリーンアスパラガス，春菊，にら，インゲン，オクラを挙げて，これらを使って①メインのおかずで食べよう，②もう1品のおかずで食べよう，③お浸しアラカルトメニュー，のレシピを配布した。「さかど葉酸ブレッド」な

どの葉酸入り食品や市販調味料や野菜ジュースの利用も手軽にみどり色野菜を摂る手段として勧め，高齢や種々の理由で野菜摂取量を増やすことが困難な人には，サプリメントやビタミン剤の使用もアドバイスした。

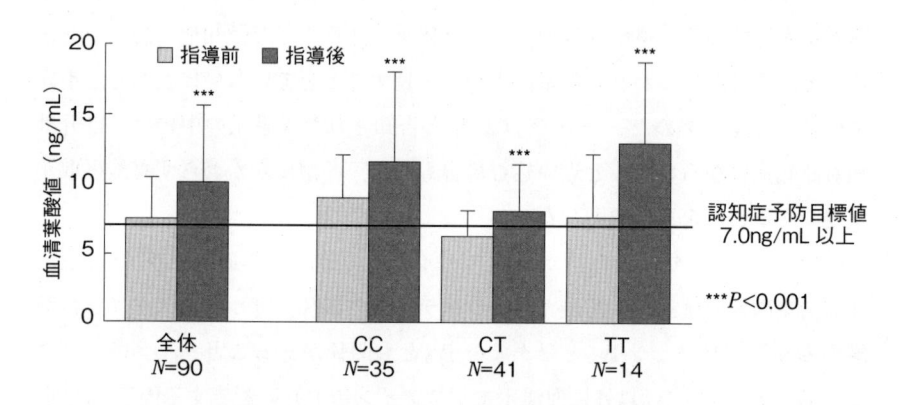

図7-10 指導による血清葉酸値の上昇

（さかど葉酸プロジェクト2007年度結果）

認知症予防目標値 7.0ng/mL 以上

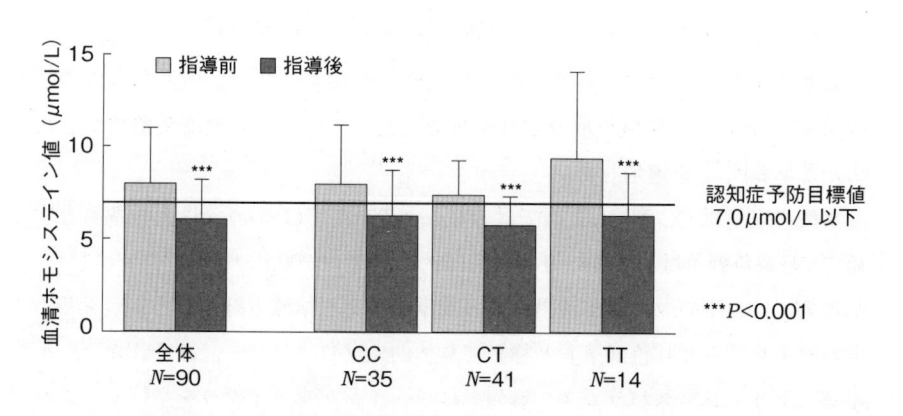

***$P<0.001$

図7-11 指導による血清総ホモシステイン値の低下

（さかど葉酸プロジェクト2007年度結果）

認知症予防目標値 7.0μmol/L 以下

***$P<0.001$

2) 血清葉酸値と血清ホモシステイン値の改善

初回の血液検査,栄養指導から約3カ月後に再度採血し,血清中の葉酸とホモシステインの値と食生活改善の効果の詳細な解析を行った。2006 〜 2007年度における参加者は,初回採血と栄養調査の時点では249名いたが,2回目の採血,栄養調査を受けプログラムを最後までまっとうした参加者は200名,平均年齢 59 ± 10 歳,男性 38％,女性 62％であった。血清葉酸値は図 7-10 のとおり遺伝子多型にかかわらず,指導後の値は有意に上昇しており,特に TT 型においての改善効果が高いことが示された。平均では認知症予防目標値 7 ng/mL を上回った。また,図 7-11 に示すように血清ホモシステイン値はすべての多型で有意に低下しており,認知症予防目標値の 7 μmol/L を平均で下回る良好な結果が得られた。当初 CC 型,CT 型に比べて高値を示した TT 型では指導後の低下率が 32.3％と CC 型の 21.7％,CT 型の 21.6％よりも高い改善効果を示した。

3) 葉酸摂取量,野菜摂取量の増加

葉酸摂取量の増加は野菜摂取量の増加と合わせて有意な結果となった(図 7-

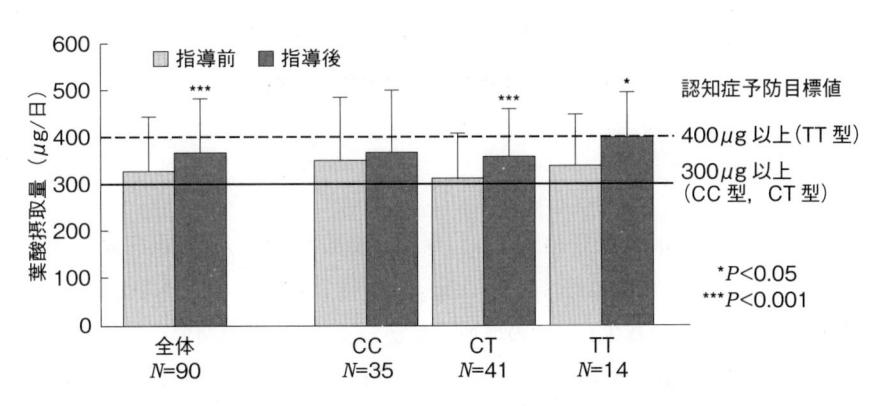

図 7-12 指導による葉酸摂取量の増加

(さかど葉酸プロジェクト 2007年度結果)

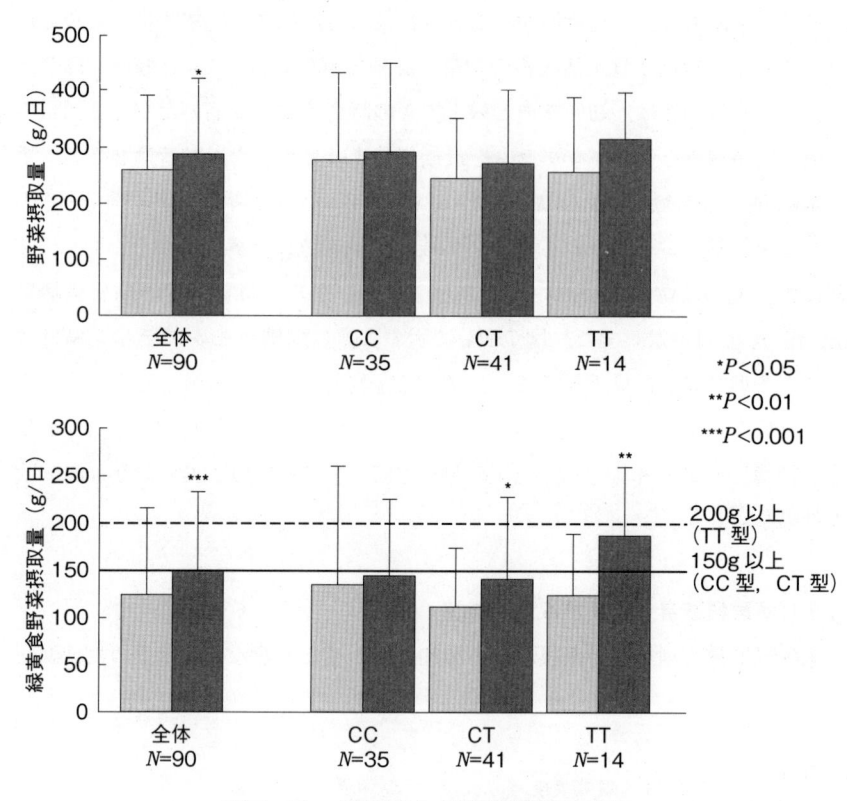

図7-13 （緑黄色）野菜摂取量の増加

（さかど葉酸プロジェクト2007年度結果）

12, 図7-13)。2007年度の結果では，講習会参加者全体の平均摂取量が指導前332±116μgから指導後372±112μgと有意に増加した（$P<0.0001$）。遺伝子型別ではCT型とTT型での増加が有意を示した。多型間では指導前，指導後いずれも有意差は認められなかったが，指導後の葉酸摂取量の平均が唯一TT型において400μgを超えていた。葉酸供給源となる野菜の摂取量も262±135gから291±138gに増加（$P<0.05$）し，TT型では321±84gと「健康

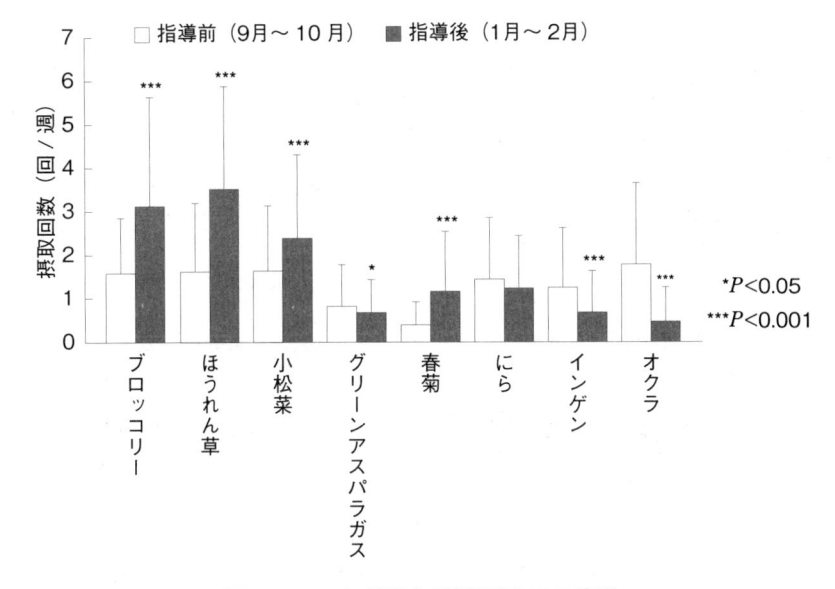

図7-14 みどり色野菜摂取量の変化

(さかど葉酸プロジェクト2007年度結果)

日本21」での目標値350gに最も近づいた。緑黄色野菜は全体で125±94gから152±85gに増加した（$P<0.001$）。いずれもTT型は改善量が大きく，遺伝子多型告知効果がみられた点が重要である。

今回の指導で具体的に提示した葉酸を多く含む野菜「みどり色野菜」の利用状況を図7-14に示した。一部の旬のある野菜を除くと，ブロッコリーやほうれんそうの頻度が特に増えており，受講者の意識と行動の変容が現れている。また，これらの野菜の主菜（メイン料理）やお浸しへの利用頻度も増加しており，具体的な食材や献立紹介の有効性が示された。

4）介入効果の持続

これまで述べたように，テーラーメイド栄養指導は血清葉酸値とホモシステイン値の改善に効果があった。しかし，単発的な改善では疾病の一次予防とし

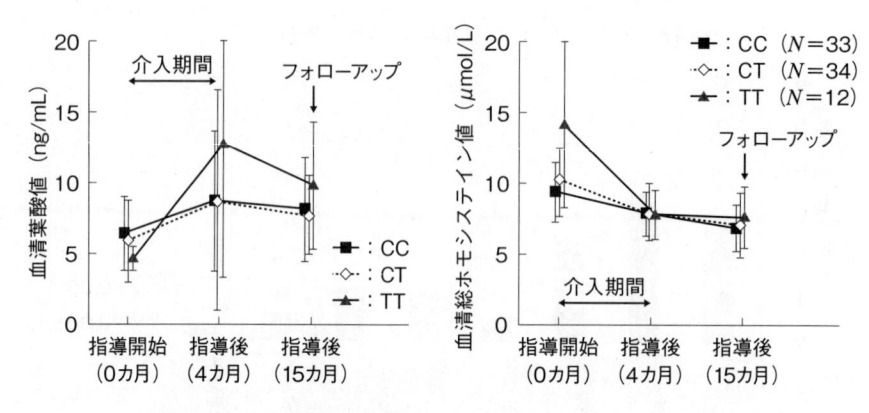

図7-15 講習会終了後の血清葉酸値，血清総ホモシステイン値の変化
　　　―遺伝子告知効果の維持

て不十分である．そこで，講座開催後，1年程度を目安にフォローアップ講座を実施した．2006年度受講者のうち79名が採血，栄養調査，結果返却と食事指導のプログラムに参加した．血清葉酸値，ホモシステイン値ともにやや変化があるものの，指導後のレベルをほぼ維持していることがわかった（図7-15）．フォローアップに参加する受講生の意識が高いことに加えて，さかど葉酸ブレッドなどの葉酸添加食品の利用も進んでいる．

（4）葉酸添加食品による集団アプローチ

食と認知症予防講習会での栄養指導では主にみどり色野菜摂取を指導の中心としてきた．血清ホモシステイン値が高値の人やMTHFR多型がTT型の人を選択して特に指導して改善を行う高リスクアプローチである．そこで，坂戸市民全体を対象として健康保持増進を図るための集団アプローチとして，葉酸強化食品の開発に着手した．坂戸市内の製パン業者と坂戸市，女子栄養大学の産官学連携による葉酸強化パン「さかど葉酸ブレッド」は製品100g当たり250μg程度の葉酸が含まれるよう設計されており，6枚切り食パンにして1枚で150μg程度の葉酸を摂取できる．これは野菜を多く摂取できない人や

TT多型の人にとってのテーラーメイド食品である。2008年10月からは坂戸市内の学校給食での利用も開始された。うどんに添加した「さかど葉酸うどん」，地元野菜を使った「さかど葉酸カレー」，野菜を食べる際に利用できる「さかど葉酸ドレッシング」，飼料に葉酸を添加して飼育した鶏卵「さかど葉酸たまご」など次々と葉酸添加食品が生まれている。さらにこれらの食品を利用したメニューの開発，提供も地元飲食店の協力で進んでいる。葉酸添加食品の販売が始まった2007年度の講習会参加者にこれらの利用頻度を尋ねたところ，栄養指導を受けて葉酸摂取の重要性を認識した後では，約7割が使用したことがあると回答した。

認知症高齢者では，先述のとおり推奨量240μgを超える十分量の葉酸を摂取しても，血清葉酸値が非常に低値であり，一方ホモシステイン値は非常に高く，特にTT型でその傾向が強い。そこで，坂戸市内の認知症高齢者施設の協力でご飯にモノグルタミン酸型の葉酸を添加して（ご飯100g当たり葉酸200μg添加）半年間食べていただいたところ，血清葉酸値は4.7 ± 2.9ng/mLから18.4 ± 5.9ng/mLと約4倍に増加し（$P<0.0001$），ホモシステイン値は16.1 ± 7.0μmol/Lから10.1 ± 4.6μmol/Lと減少して（$P<0.0001$），どの多型においても非常に良好な改善がみられた。ただし，認知症患者であるため遺伝子告知効果はみられない。同様に坂戸市内のグループホームでも半年間のご飯への葉酸添加で血清葉酸値，ホモシステイン値の改善が確認できた。国際的には小麦粉への葉酸強化が成功を収めているが，米食を主食とするわが国では，米への葉酸強化も含め，脳血管疾患や認知症予防対策を進めていく必要がある。

文　献

1) The homocysteine studies collaboration : Homocysteine and risk of ischemic heart disease and stroke : a meta-analysis. JAMA 2002 ; 288 ; 2015-2022.
2) Seshadri S., Beiser A., Selhub J. et al. : Plasma homocysteine as a risk factor for dementia and Alzheimer's disease. New Engl J Med 2002 ; 346 ; 476-483.
3) Giovanni R., Forti P., Maioli F. et al. : Homocysteine and folate as risk factors for dementia and Alzheimer disease. Am J Clin Nutr 2005 ; 82 ; 636-643.

4) Boushey C.J., Beresford S.A., Omenn G.S. et al. : A quantitative assessment of plasma homocysteine as a risk factor for vascular disease : Probable benefits of increasing folic acid intakes. JAMA 1995 ; 274 ; 1049-1057.
5) Sato Y., Honda Y., Iwamoto J. et al. : Effect of folate and mecobalamin on hip fractures in patients with stroke : a randomized controlled trial. JAMA 2005 ; 293 ; 1082-1088.
6) Lucock M.D. : Synergy of genes and nutrients : the case of homocysteine. Curr Opin Clin Nutr Metab Care 2006 ; 9 ; 748-756.
7) Rasmussen J.B., Ovesen L., Bülow I. et al. : Folate intake, lifestyle factors, and homocysteine concentrations in younger and older women. Am J Clin Nutr 2000 ; 72 ; 1156-1163.
8) Tucker K.L., Selhub J., Wilson P.W. et al. : Dietary intake pattern relates to plasma folate and homocysteine concentrations in the Framingham Heart Study. J Nutr 1996 ; 126 ; 3025-3030.
9) Bostom A.G., Culleton B.F. : Hyperhomocysteinemia in chronic renal disease. J Am Soc Nephrol 1999 ; 10 ; 891-900.
10) Frosst P., Blom H.J., Milos R. et al. : A candidate genetic risk factor for vascular disease : a common mutation in methylenetetrahydrofolatereductase. Nat Genet 1995 ; 10 ; 111-113.
11) van der Put N.M., Gabreëls F., Stevens E.M. et al. : A second common mutation in the methylenetetrahydrofolatereductase gene : an additional risk factor for neural-tube defects? Am J Hum Genet 1998 ; 62 ; 1044-1051.
12) Devlin A.M., Clarke R., Birks J. et al. : Interactions among polymorphisms in folate-metabolizing genes and serum total homocysteine concentrations in a healthy elderly population. Am J Clin Nutr 2006 ; 83 ; 708-713.
13) Leclerc D., Campeau E., Goyette P. et al. : Human methioninesynthase: cDNA cloning and identification of mutations in patients of the cblG complementation group of folate/cobalamin disorders. Hum Mol Genet 1996 ; 12 ; 1867-1874.
14) Kluijtmans L.A., Young I.S., Boreham C.A . et al. : Genetic and nutritional factors contributing to hyperhomocysteinemia in young adults. Blood 2003 ; 101 : 2483-2488.
15) Brown C.A., McKinney K.Q., Kaufman J.S. et al. : A common polymorphism in methioninesynthasereductase increases risk of premature coronary artery disease. J Cardiovasc Risk 2000 ; 7 ; 197-200.
16) Matsuo K., Hamajima N., Hirai T. et al. : Methioninesynthasereductase gene

A66G polymorphism is associated with risk of colorectal cancer. Asian Pac J Cancer Prev 2002 ; 3 ; 353-359.
17) Wilson A., Platt R., Wu Q. et al. : A common variant in methioninesynthasereductase combined with low cobalamin (vitamin B_{12}) increases risk for spina bifida. Mol Genet Metab 1999 ; 67; 317-323.
18) Le Marchand L., Donlon T., Hankin J.H. : B-vitamin intake, metabolic genes, and colorectal cancer risk(United States). Cancer Causes Control 2002 ; 13 ; 239-248.
19) Speer M.C., Nye J., McLone D. et al. : Possible interaction of genotypes at cystathionine beta-synthase and methylenetetrahydrofolatereductase (MTHFR) in neural tube defects : NTD Collaborative Group. Clin Genet 1999 ; 56 ; 142-144.
20) Devlin A.M., Ling E.H., Peerson J.M. et al. : Glutamate carboxypeptidase II : a polymorphism associated with lower levels of serum folate and hyperhomocysteinemia. Hum Mol Genet 2000 ; 9 ; 2837-2844.
21) Melse-Boonstra A., Lievers K.J., Blom H.J. et al. : Bioavailability of polyglutamyl folic acid relative to that of monoglutamyl folic acid in subjects with different genotypes of the glutamate carboxypeptidase II gene. Am J Clin Nutr 2004 ; 80 ; 700-704.
22) Morin I., Devlin A.M., Leclerc D. et al. : Evaluation of genetic variants in the reduced folate carrier and in glutamate carboxypeptidase II for spina bifida risk. Mol Genet Metab 2003 ; 79 ; 197-200.
23) van der Linden I.J., Afman L.A., Heil S.G. et al. : Genetic variation in genes of folate metabolism and neural-tube defect risk. Proc Nutr Soc 2006 ; 65 ; 204-215.
24) Morita H., Kurihara H., Tsubaki S. et al. : Methylenetetrahydrofolatereductase gene polymorphism and ischemic stroke in Japanese. Arterioscler Thromb Vasc Biol 1998 ; 18 ; 1465-1469.
25) Klerk M., Verhoef P., Clarke R. et al. : MTHFR 677CT Polymorphism and Risk of Coronary Heart Disease : A Meta-analysis. JAMA 2002 ; 288 ; 2023-2031.
26) Hiraoka M., Kato K., Saito Y. et al. : Gene-nutrient and gene-gene interactions of controlled folate intake by Japanese women. Biochem Biophys Res Commun 2004 ; 316 ; 1210-1216.
27) Hiltunen M.O., Ylä-Herttuala S. : DNA methylation, smooth muscle cells, and atherogenesis. Arterioscler Thromb Vasc Biol 2003 ; 23 ; 1750-1753.

28) Fuso A., Seminara L., Cavallaro R.A .et al. : S-adenosylmethionine/ homocysteine cycle alterations modify DNA methylation status with consequent deregulation of PS1 and BACE and beta-amyloid production. Mol Cell Neurosci 2005 ; 28 ; 195-204.
29) Snowdon D.A., Tully C.L., Smith C.D. et al. : Serum folate and the severity of atrophy of the neocortex in Alzheimer disease : findings from the Nun Study. Am J Clin Nutr 2000 ; 71 ; 993-998.
30) Seshadri S., Beiser, A., Selhub J. et al. : Plasma homocysteine as a risk factor for dementia and Alzheimer's disease. N Engl J Med 2002 ; 346 ; 476-483.
31) Seshadri S., Wolf P.A., Beiser A.S. et al. : Association of plasma total homocysteine levels with subclinical brain injury : cerebral volumes, white matter hyperintensity, and silent brain infarcts at volumetric magnetic resonance imaging in the Framingham Offspring Study. Arch Neurol 2008 ; 65 ; 642-649.
32) Ravaglia G., Forti P., Maioli F. et al. : Homocysteine and folate as risk factors for dementia and Alzheimer disease. Am J Clin Nutr 2005 ; 82 ; 636-346.
33) 香川靖雄,日笠志津,辻村卓ほか:ビタミン関連酵素の多型とテーラーメイド栄養.ビタミン 2008 ; 82 ; 165-172.
34) 厚生労働省策定:日本人の食事摂取基準〔2005年度版〕.第一出版,2005.
35) Rosenberg I.H., Rosenberg L.E. : The implications of genetic diversity for nutrient requirements: the case of folate. Nutr Rev 1998 ; 56 ; S47-S53.
36) Institute of Medicine : Folate. In : Dietary reference intakes for thiamin, riboflavin, niacin, vitamin B_6, folate, vitamin B_{12}, pantothenic acid, biotin and choline, National Academy Press, Washington, DC, 1998.
37) Hiraoka M. : Folate intake, serum folate, serum total homocysteine levels and methylenetetrahydrofolatereductase C677T polymorphism in young Japanese women. J Nutr Sci Vitaminol 2004 ; 50 ; 238-245.
38) Sirotnak F.M., Tolner B. : Carrier-mediated membrane transport of folates in mammalian cells. Annu Rev Nutr 1999 ; 19 ; 91-122.
39) Daly S., Mills J.L., Molloy A.M. et al. : Minimum effective dose of folic acid for food fortification to prevent neural-tube defects. Lancet 1997 ; 350 ; 1666-1669.
40) Gregory J.F., Bhandari S.D., Bailey L.B. et al. : Relative bioavailability of deuterium-labeled monoglutamyltetrahydrofolates and folic acid in human subjects. Am J Clin Nutr 1992 ; 55 ; 1147-1153.
41) Ganji V., Kafai M.R. : Trends in serum folate, RBC folate, and circulating

total honocysteinecincentrations in the United States : analysis of data from National Health and Nutrition Examination Surveys, 1988-1994, 1999-2000, and 2001-2002. J Nutr 2006 ; 136 ; 153-158.
42) Yang Q., Botto L.D., Erickson J.D. et al. : Improvement in stroke mortality in Canada and the United States, 1990 to 2002. Circulation 2006 ; 113 ; 1335-1343.
43) Tucker K.L., Qiao N., Scott T. et al. : High homocysteine and low B vitamins predict cognitive decline in aging men: the Veterans Affairs Normative Aging Study. Am J Clin Nutr 2005 ; 82 ; 627-635.
44) Esfahani S.T., Cogger E.A., Caudill M.A. : Heterogeneity in the prevalence of methylenetetrahydrofolatereductase gene polymorphisms in women of different ethnic groups. J Am Diet Assoc 2003 ; 103 ; 200-207.
45) Centers for Disease Control : Trends in wheat-flour fortification with folic acid and iron-worldwide, 2004-2007. MMWR 2007 ; 56 ; 1106-1109.
46) Joost H.G., Gibney M.J., Cashman K.D. et al. : Personalised nutrition : status and perspectives. Br J Nutr 2007 ; 98 ; 26-31.
47) Vakili S., Caudill M.A. : Personalized nutrition: nutritional genomics as a potential tool for targeted medical nutrition therapy. Nutr Rev 2007 ; 65 ; 301-315.
48) Subbiah M.T. : Nutrigenetics and nutraceuticals: the next wave riding on personalized medicine. Transl Res 2007 ; 149 ; 55-61.
49) 平岡真実：さかど葉酸プロジェクト．ゲノムビタミン学—遺伝子対応栄養教育の基礎—（日本ビタミン学会監修，香川靖雄，四童子好廣編著），建帛社，2008, p163-182.
50) Nurk E., Refsum H., Tell G.S. et al. : Plasma total homocysteine and memory in the elderly : the HordalandHomocysteine Study. Ann Neurol 2005 ; 58 ; 847-857.
51) Araki A., Ito H., Majima Y. et al. : Association between plasma homocysteine concentrations and asymptomatic cerebral infarction or leukoaraiosis in elderly diabetic patients. Geriator Geronoal Int 2003 ; 3 ; 15-23.
52) Hiraoka M. : Nutritional status of vitamin A, E, C, B_1, B_2, B_6, nicotinic acid, B_{12}, folate, and beta-carotene in young women. J Nutr Sci Vitaminol 2001 ; 47 ; 20-27.

第8章 骨粗鬆症とテーラーメイド栄養学

武田英二[*1], 山本浩範[*1]
竹井悠一郎[*1], 竹谷 豊[*1]

1. はじめに

長年にわたる骨生物学研究により骨粗鬆症に関連する多くの遺伝子候補が提示されてきた[1-3]。近年は, ①骨芽細胞や破骨細胞に直接作用し, 骨構造や形態に直接関与する遺伝子, ②骨に機械的負荷を与える体重, 筋力, 活動力などにより骨に間接的効果をおよぼす遺伝子[4], ③骨の機械的負荷に対する反応性(mechanostat-like mechanism[5])を反映する遺伝子の解明に向けた研究が行われている[6]。すなわち骨粗鬆症の栄養管理に骨および筋肉の両方に注目した健康増進が重要であるとする考えである。これまでに骨だけでなく筋肉と骨に関与する共通の遺伝的制御システムが考えられており, 骨と筋肉に同時あるいは関連して作用する遺伝子経路と遺伝子群について解説する[7,8]。

2. 性ホルモン関連遺伝子

性ホルモンは骨と筋肉に影響を与えることが明らかである。主に2種類のホルモン, アンドロゲンとエストロゲンがある。アンドロゲンの骨作用はアンドロゲン受容体を直接活性化する作用とアロマターゼによりアンドロゲンがエストロゲンへ変換されエストロゲン受容体を介して作用する機構が考えられる。両方の受容体は, 廃用性萎縮から回復するために重要な分子であり骨格形

[*1] 徳島大学大学院ヘルスバイオサイエンス研究部

成や石灰化に必須の分子とされている[9]。性ホルモンおよび関連する因子は，骨格のそれぞれの部分に対する機械的刺激に対して適応するシステムであるmechanostatを介して影響すると考えられる[7,10,11]。

アンドロゲン受容体遺伝子多型は，アンドロゲンの作用を規定していると考えられる[12]。エクソン1のCAG繰り返し構造が長いほど，転写活性は低下する。アンドロゲン受容体共役因子との結合能は低下し，前立腺サイズ，精子濃度，血中脂質，インスリン，レプチン濃度，骨密度（BMD）に対するアンドロゲン作用を低下させることが知られている[12]。

エストロゲンはエストロゲン受容体α（ERα）に結合して作用するが骨密度を保持するために重要である。2種類のERαのER1とER2[13-15]についてはアロマターゼ遺伝子CYP19[9,16]と同様，注目され研究されている。ER1バリアントでは発現が異なりエストロゲンに対して反応が弱い[17]。ERαの特異的共役因子である網膜芽腫関連亜鉛フィンガータンパク（RIZ1）は，ER1機能を増強させることが*in vivo*および*in vitro*で示されている。RIZ1遺伝子が欠損する多型ではエストロゲン反応性は低下している[18,19]。

343人の20〜39歳のスエーデン女性でRIZ1の107番のプロリン（P704）遺伝子多型と骨密度との関係が検討された[19]。分布の割合はそれぞれP704+は19％，P704-は32％，ヘテロは49％であった。P704が欠失したP704-RIZ1はP704+に比してリガンド依存的なERα共役機能が障害されていた（図8-1）。そしてP704+のヒトはヘテロに比して骨密度は有意に高値を示した（図8-2）。したがって，RIZ1は骨密度の新たな規定因子と考えられた。

遺伝的因子および活動などの環境因子で規定されている最大骨量は骨粗鬆症の骨折の重要な危険因子であるが，なかでも活動が重要と考えられる。エストロゲンは運動によって骨に生じる運動シグナル産生に重要である。エストロゲン分解酵素で，カテコールアミン分解にも関与しているcatechol-o-methyltransferase（COMT）も骨健康に関与する遺伝子と考えられる。COMT val158met多型は若年者のピークBMD[20]や活動能力[21]に関与しているとされる。

2. 性ホルモン関連遺伝子

COMT遺伝子多型（val158met）によって酵素活性は60～75%異なりval（COMTH）であれば高く，met（COMTL）であれば低い。若年男性の運動，骨密度とCOMT遺伝子多型（val158met）との関係について検討された[21]。対象は18.9±0.6歳の1,068人の男性で，全体の骨密度（aBMD）はDXAで，皮質骨密度および海綿骨密度（vBMD）はpQCTを用いて評価された。COMTHH，COMTHL，COMTLLを分類し，活動量は一週間の運動量とした。COMT遺伝子多型，活動量，すべての部位のaBMD，尺骨および脛骨のvBMDとの間に著明な相関がみられた。運動量が4時間以上か以下かで異なるが，aBMDおよび脛骨vBMDはCOMTLLよりCOMTHHが高値を示した。すなわち全体のaBMDをみると，COMTLLは4.2%に対して，COMTHHは1.5%である。腰椎aBMDは，COMTLLでは7.8%に対して，COMTHHは3.9%である。脊椎aBMDはCOMTLLでは7.8%に対してCOMTHHでは3.9%で

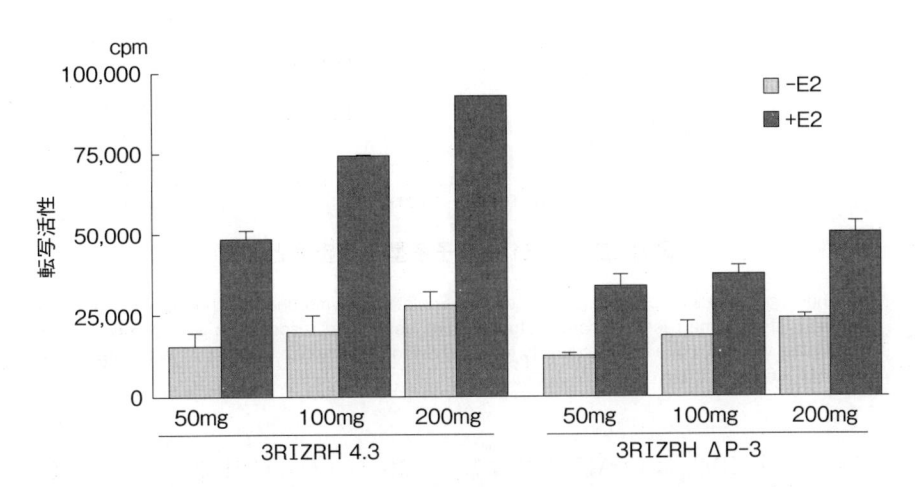

図8-1　RIZ1遺伝子の標的遺伝子に対する転写活

※RIZ1P704欠失（3RIZRHΔP-3）は活性が低く，RIZ1（3RIZRH4.3）は活性が高い。（Grundberg E., Carling T., Brandstrom H. et al. : A deletion polymorphism in the RIZ gene, a female sex steroid hormone receptor coactivator, exhibits decreased response to estrogen in vitro and associates with low bone mineral density in young Swedish women. J Clin Endocrinol Metab 2004 ; 89 ; 6173-6178を改変）

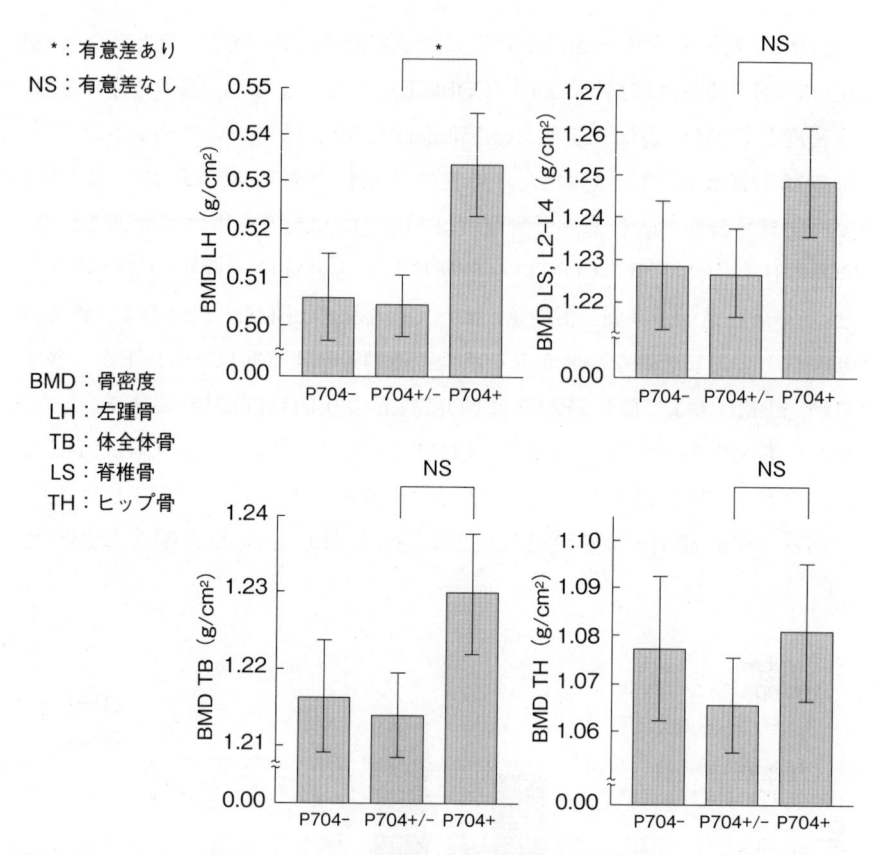

図8-2　RIZ1遺伝子多型と骨密度との関

*：有意差あり
NS：有意差なし

BMD：骨密度
LH：左踵骨
TB：体全体骨
LS：脊椎骨
TH：ヒップ骨

(Grundberg E., Carling T., Brandstrom H. et al. : A deletion polymorphism in the RIZ gene, a female sex steroid hormone receptor coactivator, exhibits decreased response to estrogen *in vitro* and associates with low bone mineral density in young Swedish women. J Clin Endocrinol Metab 2004 ; 89 ; 6173-6178 を改変)

ある。脛骨vBMDはCOMTLLでは7.1%に対してCOMTHHでは1.0%である。このようにCOMT遺伝子多型は体全体の骨密度と相関したが，脛骨骨密度とは高運動では相関はなく低運動では相関を示した。すなわちCOMT遺伝子多型は運動量が週に4時間未満と少ないヒトにとって骨健康の重要な指標と考えられる（図8-3）。

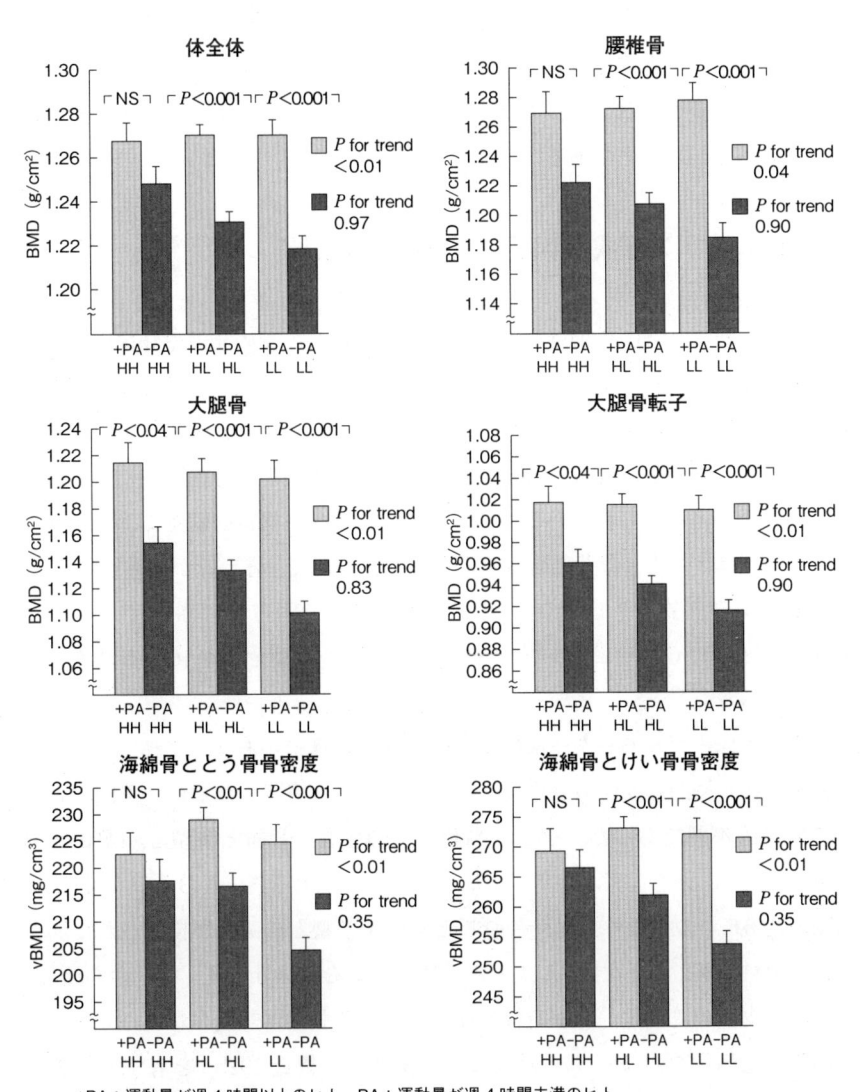

図8-3 COMT遺伝子多型(HH, HL, LL),活動量および骨密度との関係

+PA:運動量が週4時間以上のヒト,-PA:運動量が週4時間未満のヒト

(Lorentzon M., Eriksson A.L., Nilsson S. et al.: Association between physical activity and BMD in young men is modulated by catechol-o-methyltransferase (COMT) genotype: The GOOD study. J Bone Miner Res 2007; 22; 1165-1172を改変)

チトクローム P450 ファミリー 17 番目の CYP17A1 遺伝子も骨粗鬆症に非常に関連深い遺伝子と考えられている。これは CYP17A1 遺伝子がプロゲスチン，ミネラルコルチコイド，グルココルチコイド，アンドロゲンを合成する鍵酵素をコードしているためである[22]。

3．インスリン様成長因子（IGF-1）遺伝子

成長ホルモン（GH）や関連因子は骨格筋と協調して骨の発達や修復に作用する[23]。また成人であっても同様に作用することが知られている。GH は IGF-1 遺伝子の転写を活性化し，GH 投与によって IGF-1 発現量は増加する[24]。また，加齢とともに血中 IGF-1 レベルは低下するので，IGF-1 は骨粗鬆症による骨折と関係が深いと考えられている[25,26]。骨細胞に対する機械的刺激により IGF-1 レベルが増加すると，骨芽細胞は骨細胞へ分化されて，骨形成が促進される[27]。IGF-1 による皮質骨形成促進作用はマウス研究で明らかにされている[28,29]。IGF-1 遺伝子の CA リピートプロモーター遺伝子多型と血中 IGF-1 濃度とに相関が見られた[30]。

IGF-1 遺伝子プロモーター部位に CA 繰り返し構造があり，これにより血中 IGF-1 レベルや閉経女性の骨密度に影響を受けると考えられるが，実際に骨折との関係は不明であった。そこで高齢男女の骨質，骨折と多型との関係が検討された[2]。ロッテルダムコホート研究であり，男性 2,799 人および女性 4,212 人で平均 8.6 年の椎骨骨折以外の骨折と遺伝子多型との関係が検討された。さらに，男性 2,372 人と女性 3,114 人の DXA による大腿骨の質，すなわち頸幅，皮質幅，皮質の湾曲比，骨安定性や曲げに対する強度が評価された。

IGF-1 遺伝子プロモーター部位に CA 繰り返し構造 192bp を有するホモに比して，ヘテロやアリルを有していない女性では，骨折の危険性がそれぞれ 1.2 と 1.5 倍高かった。しかし，男性では骨折率と多型との関係はみられなかった（図 8-4）。192bp アリルのホモに比して，アリルを保有していない男性の頸部は 1％細くて，骨強度は 2.2％低かった。192bp アリルを保有していない女性の

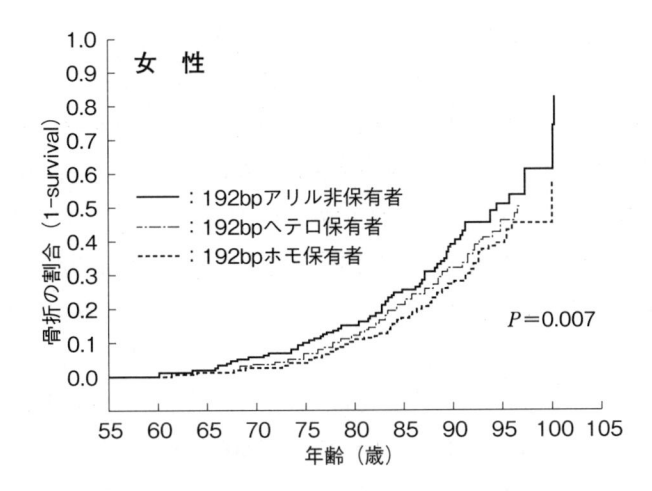

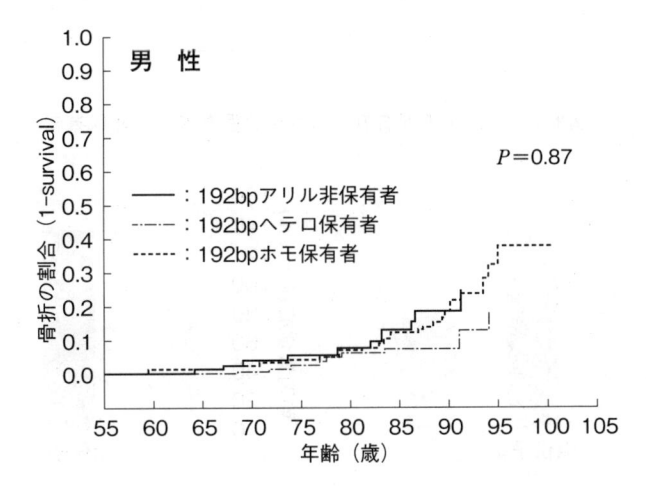

3. インスリン様成長因子（IGF-1）遺伝子　165

図8-4　IGF-1遺伝子プロモーター領192bpのCA繰り返し構造アリル と骨折率との関係

(Lorentzon M., Eriksson A.L., Nilsson S. et al. : Association between physical activity and BMD in young men is modulated by catechol-o-methyltransferase (COMT) genotype : The GOOD study. J Bone Miner Res 2007 ; 22 ; 1165-1172 を改変)

皮質は1.7%薄くて，湾曲比は2.2%高かったが，頸部や骨強度に差はみられなかった。低BMIを呈する女性の骨強度が低下し骨折の危険性が上がることが明らかである。このように，IGF-1遺伝子プロモーター部位のCA繰り返し構造は高齢女性の骨折率と相関がみられ，男女の骨構造と相関を示した。

　筋力トレーニングは筋肉減少の予防や治療に有効である。この筋力トレーニングによる筋肉肥大や筋力増強にはIGF-1が関与している。IGF-1遺伝子プロモーター部位繰り返し構造は血中IGF-1濃度とIGF-1関連の所見に男女ともに関連している。本遺伝子多型と筋力トレーニングによる筋肉肥大や筋力増強との関係を明らかにするために，67人の白人男女を対象として10週間の筋力トレーニングが実施された[31]。運動の前後で，最大筋力およびCTによる筋肉量を測定しIGF-1遺伝子プロモーター部位繰り返し構造や3カ所の多型と比較された。10週間後の筋力や筋肉量はIGF-1遺伝子プロモーター部位にCA繰り返し構造のホモ，ヘテロおよび非保有者すべてのグループで著明に改善した。さらに，ヘテロ保有者は非保有者に比して筋力はより著明に増強され，

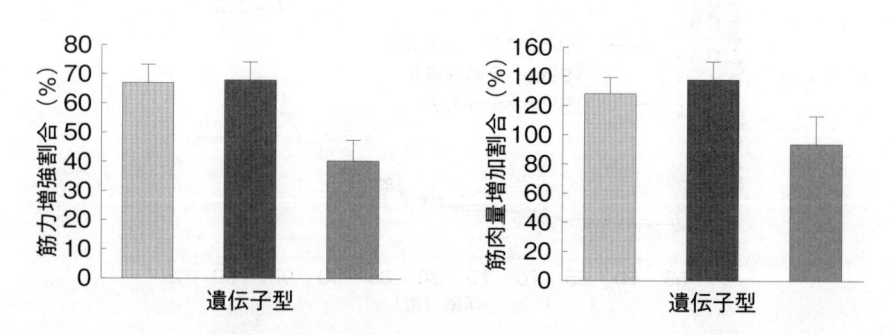

図8-5　IGF-1遺伝子型と10週間の運動トレーニングによる筋肉増強割合および筋肉量増加割合との関係

(Kostek M.C., Delmonico M.J., Reichel J.B. et al. : Muscle strength response to strength training is influenced by insulin-like growth factor 1 genotype in older adults. J Appl Physiol 2005 ; 98 ; 2147-2154 を改変)

著明ではないが筋肉量も増加した（図8-5）。他の3カ所の遺伝子多型の影響はみられなかった。このようにIGF-1遺伝子プロモーター部位繰り返し構造は筋力トレーニングに対する効果に影響を与えることが明らかになった。

　GoldsprinkらはIGF-1遺伝子のスプライシングフォームの2種類のIGF-1イソフォームをクローニングした[32]。一つはメカノグロースファクター（MGF）とよばれ生理的活動に反応して発現し、骨細胞の機械的刺激に関与している[33]。一方は全身性あるいは肝臓型に似ており、成熟したIGF-1供給に重要とされ、発現量は運動により増加する。IGF-1の二つの型はそれぞれ異なった作用で筋肉成長と骨強度に重要と考えられる。IGF-1は、PI3KとMAPK経路を含む複数経路を活性化するIGF-1受容体を活性化して筋肉を肥大させる。IGF-1に加えて、IGF-2遺伝子型はヒトの除脂肪体重[34]や豚の筋肉成長[35]と関係していると考えられている。

4．ミオスタチン遺伝子

　トランスフォーミング増殖因子β（TGFβ）ファミリーのミオスタチン遺伝子（GDF8遺伝子）は骨格筋量のマイナス因子と考えられている。GDF8遺伝子の不活により牛やマウスの筋肥大がみられるからである[36]。強化トレーニングによりミオスタチン発現は低下し、この低下シグナルはレジスタント運動による筋肉量増加に関与していると考えられる[37]。

　筋力トレーニングに対してミオシン遺伝子発現が変化する。15人の若年および高齢男性が9週間筋肉トレーニングを行い筋肉バイオプシーでミオシンmRNA発現量、筋肉量、筋肉強度が評価された[36]。筋力トレーニングによってミオシン遺伝子発現は37％低下した（図8-6）。その程度は年齢や性による違いはなく、ミオシン遺伝子発現量と筋肉量や強度にも差はみられなかった。

　mdxマウス（筋ジストロフィーマウス）に、ミオスタチン阻害剤を投与すると強化トレーニングの効果が増強された。ミオスタチンはアクチビン2型受容体と結合し、Smadタンパクの活性化を含むシグナルカスケードを開始する

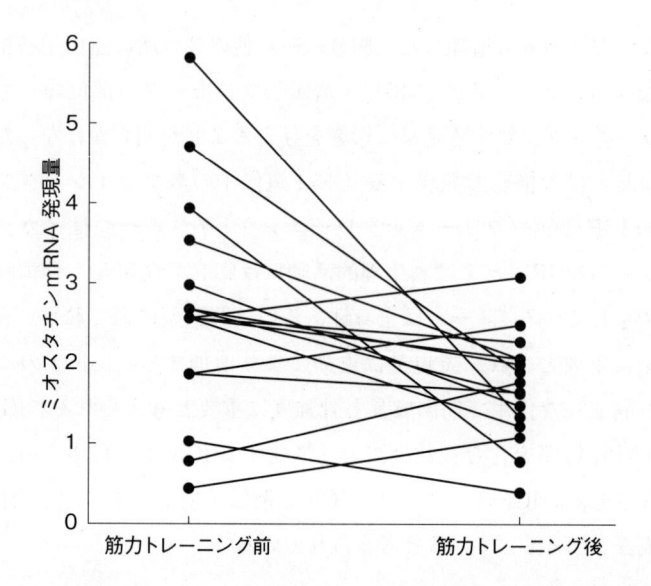

図8-6 筋力トレーニング前後でのミオスタチン mRNA 発現量の比較

(Hamrick M.W. : Increased bone mineral density in the femora of GDF8 knockout mice. Anat Rec A Discov Mol Cell Evol Biol 2003 ; 272 ; 388-391 を改変)

ことが明らかになっている．最近はミオスタチンは Wnt 経路の上流で作用し，骨格筋では Wnt4 発現を抑制することも示された[38]．

5．ビタミンD受容体（VDR）遺伝子

　VDR 遺伝子はビタミン D 内分泌系を通して骨恒常性を調節する遺伝因子の一つとされてきた．VDR と骨強度との関係は数件報告されているが，Bischoff らは VDR がヒト骨格筋に発現しており加齢とともに低下することを示した[39,40]．短期間ビタミン D を投与することにより動揺は少なくなり，下半身は強化されて改善した．転倒や骨折の減少は骨強度や BMD 以外のメカニズムで，VDR 遺伝子多型と筋肉強度との関係かもしれない．VDR 遺伝子多型としては 5' 末 Fok1 多型，3' 末にある Bsm1，Apa1，Taq1 多型[41]，遺伝子のプロ

モーター領域にある Cdx-2 転写因子結合部位がある[42]。VDR 多型と骨強度[43]，骨折[41]，筋肉量や強度[44,45]との関係が示されている。

6．LDL 受容体関連タンパク5（LRP5）遺伝子

　Wnt 共役因子の LRP5 遺伝子多型は男女の BMD と関連していると考えられる[3,45,46]。ゲノムサーチによる解析により骨密度と LRP5 のある 11q12-13 に関連がみられた。LRP5 の変異は骨粗鬆症偽性グリオーマと高骨量症候群の関連遺伝子と考えられている。LRP5 遺伝子多型が骨量に関与しているかを解明するために 889 人の健康な白人男女で，エクソン9の 2047G および A と脊椎の骨量，骨面積，体格と比較された。成人男性で相関はみられ，LRP5 遺伝子多型により骨量の15％が説明できるとされた（図8-7）[46]。5カ所の遺伝子多型が骨量と骨サイズに関与していた。386 人の思春期前の小児の脊椎骨の骨量と骨サイズの1年間の増加について評価した。すでに明らかになっている成人の結果と同様に，男性の骨量と骨サイズの増加と関連したが，女性ではみられなかった（図8-8）。このように LRP5 遺伝子多型は小児期の骨成長に影響して成人男性の骨量と骨サイズを規定する因子と考えられた。

　LRP5 遺伝子は骨密度および最大骨密度に関与している。そこで，LRP5 遺伝子および LRP6 遺伝子の高齢者の骨密度，骨折，骨粗鬆症への関与が評価された[3]。男性では LRP5 1330-Val は椎骨と大腿骨骨密度の低下に関与していた。バリンアリルは脊椎椎体サイズと頸部幅の低下に関与していた。LRP6 の Ile1062Val 多型は男性の身長，椎体サイズに関連がみられた。LRP5 の 1330-Val 男性キャリアーでは骨折が60％増加し，LRP6 の Ile1062Val 多型では60％高値を示した。LRP5 および LRP6 両者のキャリアーでは非キャリアーに比して骨折の危険性は140％高く，男性骨折の10％に関連していると考えられた（図8-9）。女性では男性で強くみられた相関は弱く，これはレセプターの機能と関与していると考えられた。

　Akhlter らは Lrp5 の G171V 多型はマウス骨の構造や強度に影響していること

とを示した。マウスの骨は正常の機械的刺激に対して感受性が強く、体重による刺激によって骨格の適応がみられる。Lrp5ノックアウトマウスでは機械的刺激は適切に反応せず、皮質骨形成は適切にみられなかった[47]。男性の活動やBMDにLRP5遺伝子多型の影響が見られ、LRP5はヒトでは骨の機械的刺激

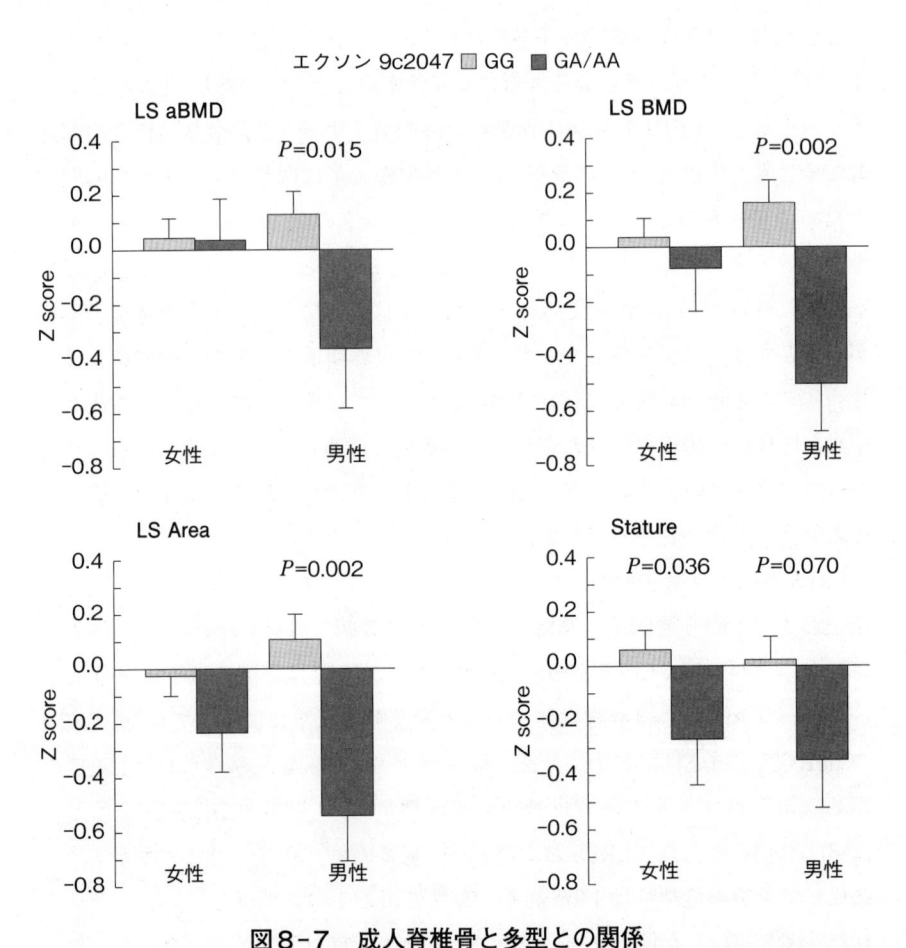

図8-7 成人脊椎骨と多型との関係

(Ferrari S.L., Deutsch S., Choudhury U. et al. : Polymorphisms in the low-density lipoprotein receptor-related protein 5(LRP5) gene are associated with variation in vertebral bone mass, vertebral bone size, and stature in whites. Am J Hum Genet 2004 ; 74 ; 866-875 を改変)

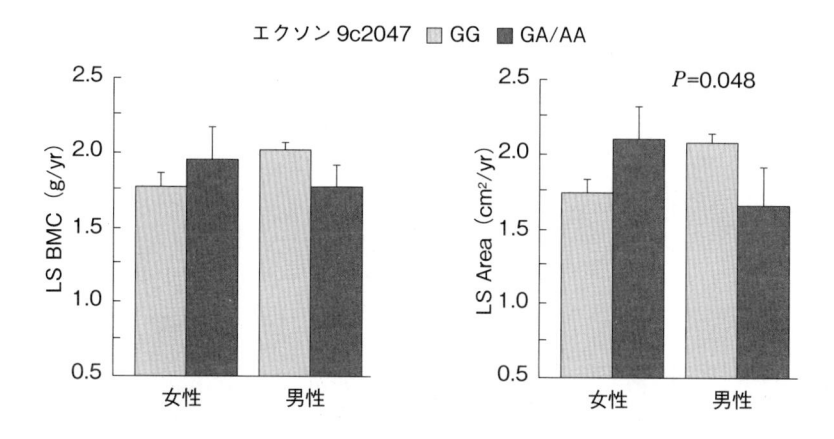

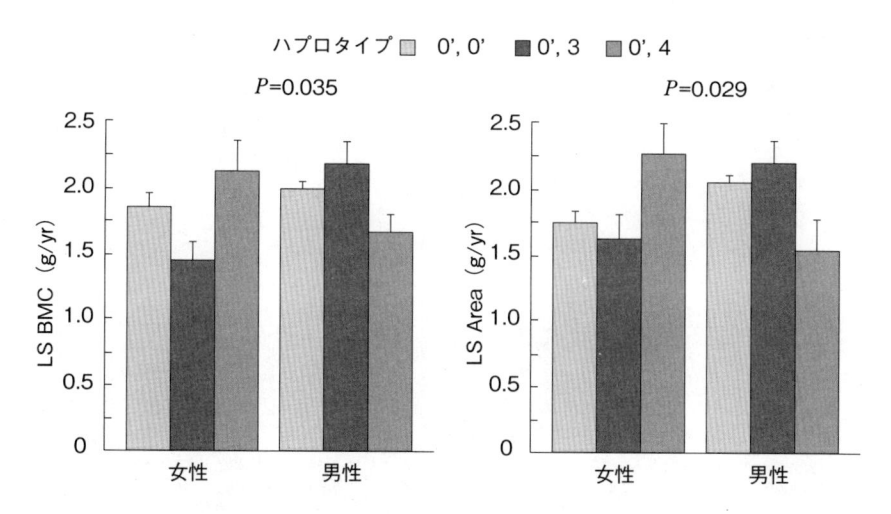

図8-8 小児期脊椎骨とLRP5遺伝子エクソン9c2407多型およびハプロタイプとの関係

(Ferrari S.L., Deutsch S., Choudhury U. et al. : Polymorphisms in the low-density lipoprotein receptor-related protein 5(LRP5) gene are associated with variation in vertebral bone mass, vertebral bone size, and stature in whites. Am J Hum Genet 2004 ; 74 ; 866-875 を改変)

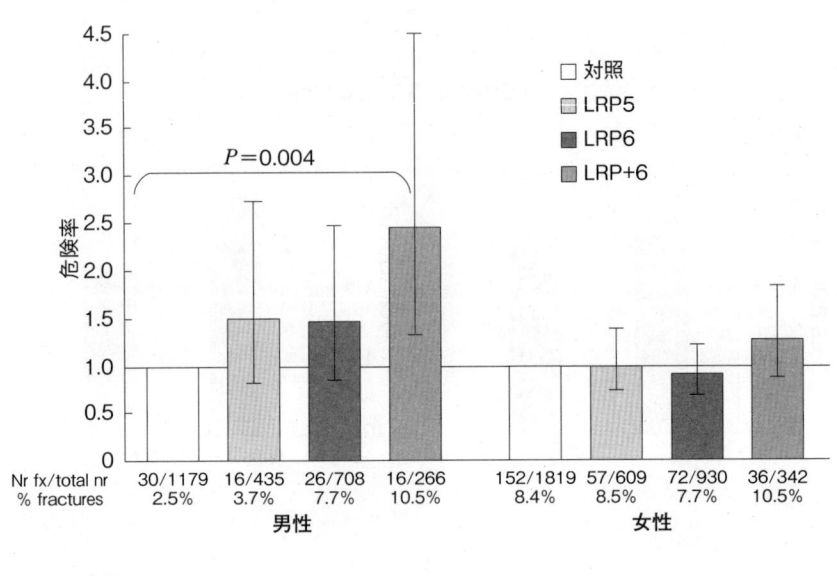

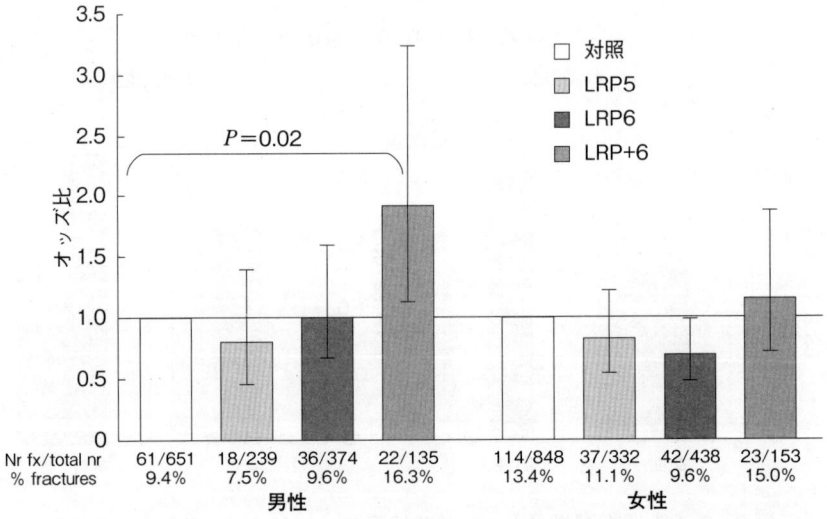

図8-9 LRP5A1330V と LRP6I1062V.20 と脊椎骨折危険率との関

(van Meurs J.B., Rivadeneira F., Jhamai M. et al. : Common genetic variation of the low-density lipoprotein receptor-related protein 5 and 6 genes determines fracture risk in elderly white men. J Bone Miner Res 2006 ; 21 ; 141-150 を改変)

に対する反応に関与していると考えられる[4]。

　LRP5遺伝子多型は男女の骨密度に関与しているが，機能の差異については不明である．LRP5遺伝子はWntシグナルを規定し活動と骨量を規定していると考えられる．フラミンガムコホート研究として行われた本研究で，LRP5遺伝子に存在する10多型のうち6多型が，男女の脊椎，大腿骨骨密度を規定することが明らかになった[4]．60歳以上の男性では，3ヵ所の多型が骨密度と著明な相関を示した．エクソン10のrs2306862は大腿骨頸部およびワード領域の骨密度，rs4988321/p.V667Mはワード領域の骨密度，イントロンのrs901852は大腿骨転子部の骨密度と相関した．女性ではイントロン2の3ヵ所の多型が骨密度と相関した．rs4988330は大腿骨転子部および脊椎の骨密度，

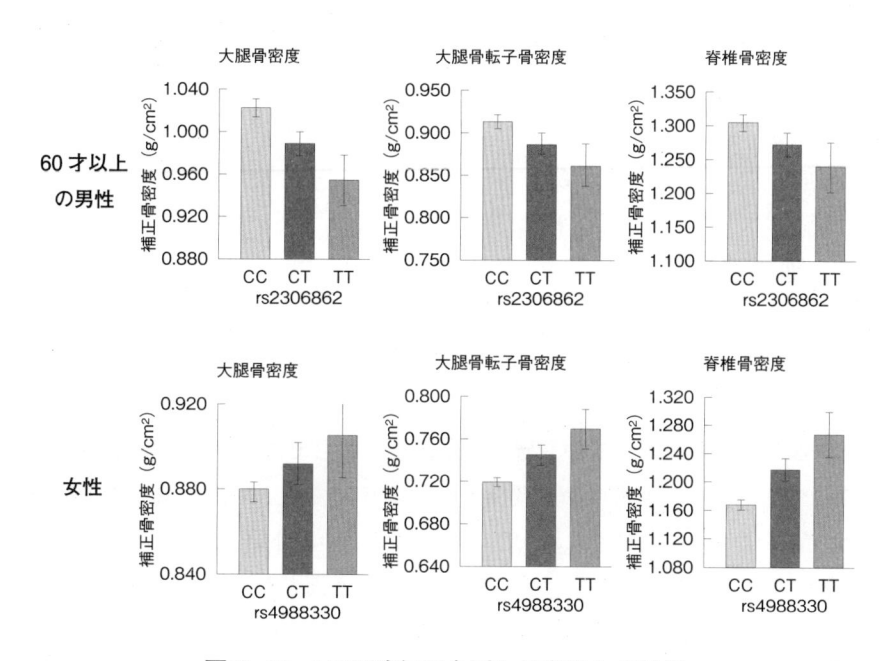

図8-10　LRP5遺伝子多型と骨密度との関係

(Kiel D.P., Ferrari S.L., Cupples L.A. et al.: Genetic variation at the low-density lipoprotein receptor-related protein 5 (LRP5) locus modulates Wnt signaling and the relationship of physical activity with bone mineral density in men. Bone 2007; 40; 587-596を改変)

rs312778は大腿骨頸部，rs4988331は脊椎の骨密度と相関した（図8-10）。まれなアリルの違いにより骨密度は男性で3～5％，女性で2～4％変化した。さらに，活動とエクソン10のrs2306862およびエクソン18のA1330Vであるrs3736228/pと脊椎骨密度が著明な相関を示した。両方においてTT型は活動量が高かった男性で低い骨密度を示し，反対に，活動量が低かった男性で高い骨密度を示した（図8-11）。野生型に比してエクソン10と18にTアリルを有するLRP5を有する細胞でWnt3aの転写活性は，著明に低下した。しかし，DKK1発現によりLRP5に対するWnt3aシグナルを完全に阻害した。したがってLRP5のエクソン8バリアントはWntシグナルを修飾して男性の活動とBMDに関与していた。このように，Wnt-LRP5a系は機械的刺激に対して骨が適応して骨量に反映させるために重要と考えられる。

Wntシグナルが過剰になるとマウスの骨格筋は肥大を示す[48]。このように，Wntシグナル，とくにLRP5は筋肉と骨のクロストークを仲介していると考えられる。上述したように，ミオスタチンはWntシグナルの上流で骨や筋肉に作用していると考えられる[37]。

7．他の遺伝子

IL-6は骨粗鬆症の原因として中心的役割を示し，IL-6プロモーターの2つの機能的バリアントはIL-6発現，骨吸収，晩期閉経後女性の骨密度と相関すると考えられているが，研究結果はまちまちである。そこでIL-6プロモーターアリルと骨密度や骨代謝回転に関与している生活習慣や食事因子との関係について検討された。フラミンガムコホート研究として1,574人を対象に，IL-6遺伝子の-572と-174アリルを評価された[49]。関連する因子として，閉経後の期間，エストロゲン状態，運動，喫煙，食事からのカルシウム，ビタミンD，アルコール摂取とヒップ骨密度との関係が評価された。IL-6遺伝子型と，骨密度はいずれの対象でも相関はみられなかった。一方，IL-6遺伝子の-174アリルと閉経後の期間，エストロゲン状態，運動，喫

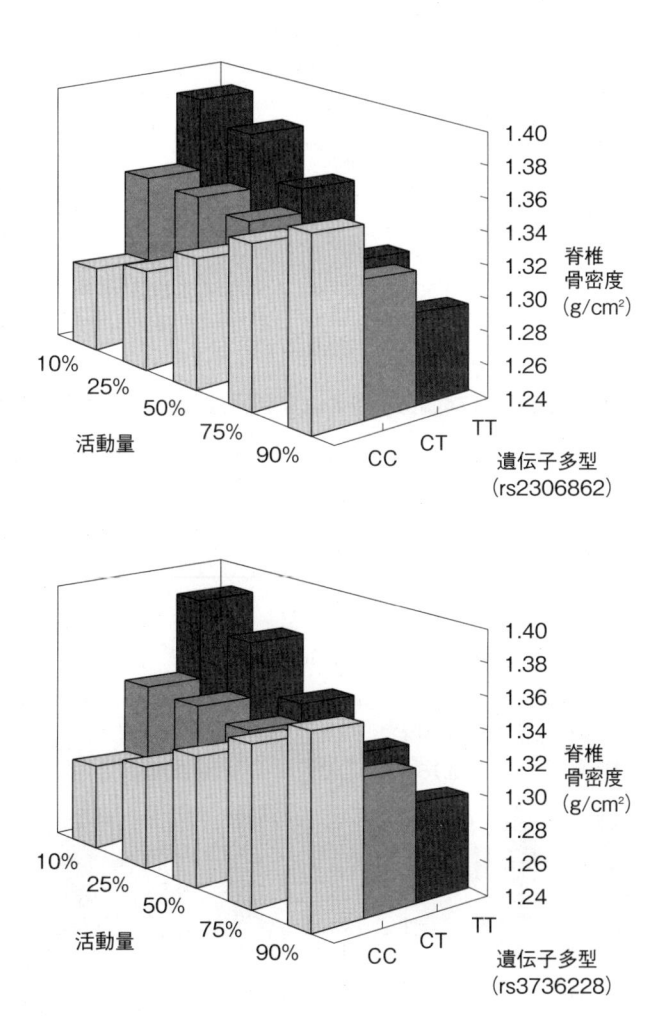

図 8-11 LRP5遺伝子多型(rs2306862, rs3736228)および活動量と骨密度との関係

(Kiel D.P., Ferrari S.L., Cupples L.A. et al. : Genetic variation at the low-density lipoprotein receptor-related protein 5 (LRP5) locus modulates Wnt signaling and the relationship of physical activity with bone mineral density in men. Bone 2007 ; 40 ; 587-596を改変)

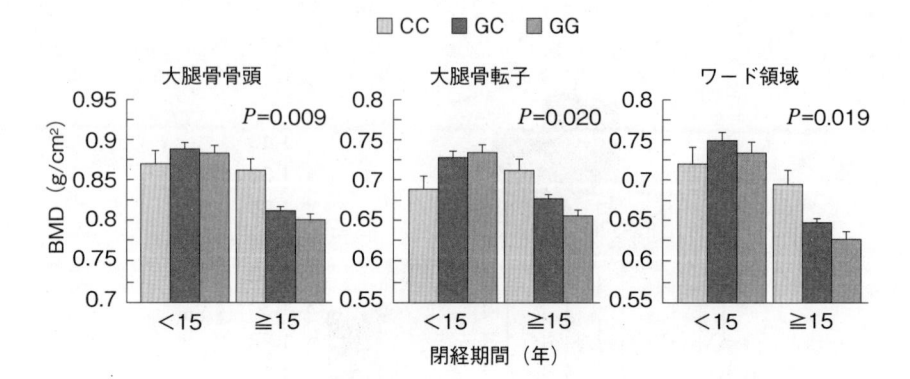

図8-12 IL-6遺伝子 -174遺伝子型および閉経期間とヒップ骨密度との関

(Ferrari S.L., Karasik D., Liu J. et al. : Interactions of interleukin-6 promoter polymorphisms with dietary and lifestyle factors and their association with bone mass in men and women from the framingham osteoporosis study. J Bone Miner Res 2004 ; 19 ; 552-559を改変)

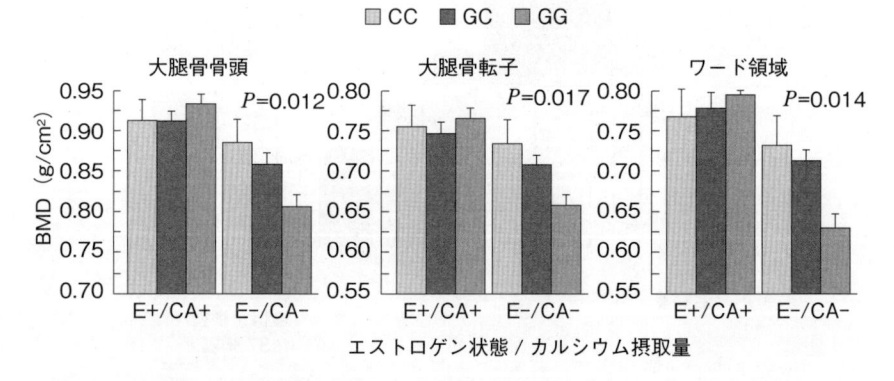

図8-13 IL-6-174遺伝子型エストロゲン状況およびカルシウム摂取量とヒップ骨密度との関係

(Ferrari S.L., Karasik D., Liu J. et al. : Interactions of interleukin-6 promoter polymorphisms with dietary and lifestyle factors and their association with bone mass in men and women from the framingham osteoporosis study. J Bone Miner Res 2004 ; 19 ; 552-559を改変)

煙, 食事からのカルシウム, ビタミンD摂取量との間に相関がみられた。15年以上閉経, エストロゲン投与なし, カルシウム摂取が940mg/日以下の女性のBMDは-174CCに比して-174GGは著明に低値で, GC型は中間値を示した（図8-12）。カルシウム摂取が少なくエストロゲン欠乏の女性では, CC型とCG型では大腿骨骨頭は10.2%, 大腿骨転子は12.0%, ワード領域は16.8%の差がみられた（図8-13）。しかし, 男性では相関はみられなかった。以上より, IL-6遺伝子は閉経後でエストロゲンの補充がなく, カルシウムの摂取が少ない婦人のヒップBMDを規定していると考えられる。IL-6遺伝子多型は男女とも骨量に影響を与えなかった。骨や筋肉に対するIL-6の作用が明らかにされている[50]。IL-6は長距離走のヒト骨格筋で増加し, 運動によって必要とする基質を供給するために重要と考えられる。骨粗鬆症関連の研究としては, IL-6遺伝子-174bpでのG/C多型は手首の骨折[51], 閉経後婦人の大腿骨BMD低下[51], 男性の除脂肪体重低下[52]に関係している。細胞レベルの結果ではあるが, IL-6はIGF-1分泌を阻害することが明らかになっており, IL-6はIGF-1を低下させることにより筋肉量を低下させると考えられる。

文 献

1) Qureshi A., McGuigan F., Seymour D. et al. : Association between COLIA1 Sp1 alleles and femoral neck geometry. Calcif Tissue Int 2001 ; 69 ; 67-72.
2) Rivadeneira F., Houwing-Duistermaat J.J., Beck T.J. et al. : The influence of an insulin-like growth factor I gene promoter polymorphism on hip bone geometry and the risk of nonvertebral fracture in the elderly : The Rotterdam Study. J Bone Miner Res 2004 ; 19 ; 1280-1290.
3) van Meurs J.B., Rivadeneira F., Jhamai M. et al. : Common genetic variation of the low-density lipoprotein receptor-related protein 5 and 6 genes determines fracture risk in elderly white men. J Bone Miner Res 2006 ; 21 ; 141-150.
4) Kiel D.P., Ferrari S.L., Cupples L.A. et al. : Genetic variation at the low-density lipoprotein receptor-related protein 5 (LRP5) locus modulates Wnt signaling and the relationship of physical activity with bone mineral density in men.

Bone 2007 ; 40 ; 587-596.
5) Frost H.M. : Bone's mechanostat : A 2003 update. Anat Rec A Discov Mol Cell Evol Biol 2003 ; 275 ; 1081-1101.
6) Volkman S.K., Galecki A.T., Burke D.T. et al. : Quantitative trait loci for femoral size and shape in a genetically heterogeneous mouse population. J Bone Miner Res 2003 ; 18 ; 1497-1505.
7) Sievänen H. : Hormonal influences on the muscle-bone feedback system : A perspective. J Musculoskelet Neuronal Interact 2005 ; 5 ; 255-261.
8) Wolf J.B., Pomp D., Eisen E.J. et al. : The contribution of epistatic pleiotropy to the genetic architecture of covariation among polygenic traits in mice. Evol Dev 2006 ; 8 ; 468-476.
9) Gennari L., Masi L., Merlotti D. et al. : A polymorphic CYP19 TTTA repeat influences aromatase activity and estrogen levels in elderly men : Effects on bone metabolism. J Clin Endocrinol Metab 2004 ; 89 ; 2803-2810.
10) Ferretti J.L., Capozza R.F., Cointry G.R. et al. : Gender-related differences in the relationship between densitometric values of whole-body bone mineral content and lean body mass in humans between 2 and 87 years of age. Bone 1998 ; 22 ; 683-690.
11) Frost H.M. : On the estrogen-bone relationship and postmenopausal bone loss : A new model. J Bone Miner Res 1999 ; 14 ; 1473-1477.
12) Herbst K.L., Bhasin S. : Testosterone action on skeletal muscle. Curr Opin Clin Nutr Metab Care 2004 ; 7 ; 271-277.
13) Shearman A.M., Cupples L.A., Demissie S. et al. : Association between estrogen receptor alpha gene variation and cardiovascular disease. JAMA 2003 ; 290 ; 2263-2270.
14) Shearman A.M., Karasik D., Gruenthal K.M. et al. : Estrogen receptor Beta polymorphisms are associated with bone mass in women and men : The Framingham study. J Bone Miner Res 2004 ; 19 ; 773-781.
15) Grundberg E., Ribom E.L., Brandstrom H. et al. : A TA-repeat polymorphism in the gene for the estrogen receptor alpha does not correlate with muscle strength or body composition in young adult Swedish women. Maturitas 2005 ; 50 ; 153-160.
16) Karasik D., Shearman A., Cupples L. et al. : Association of Aromatase Gene Polymorphisms with Bone Mineral Density in Men and Women : The Framingham Offspring Study. J Bone Miner Res 2003 ; 18 ; S325.

17) Herrington D.M., Howard T.D., Brosnihan K.B. et al. : Common estrogen receptor polymorphism augments effects of hormone replacement therapy on E-selectin but not C-reactive protein. Circulation 2002 ; 105 ; 1879-1882.
18) Carling T., Kim K.C., Yang X.H. et al. : A histone methyltransferase is required for maximal response to female sex hormones. Mol Cell Biol 2004 ; 24 ; 7032-7042.
19) Grundberg E., Carling T., Brandstrom H. et al. : A deletion polymorphism in the RIZ gene, a female sex steroid hormone receptor coactivator, exhibits decreased response to estrogen *in vitro* and associates with low bone mineral density in young Swedish women. J Clin Endocrinol Metab 2004 ; 89 ; 6173-6178.
20) Lorentzon M., Eriksson A.L., Mellstrom D. et al. : The COMT val158met polymorphism is associated with peak BMD in men. J Bone Miner Res 2004 ; 19 ; 2005-2011.
21) Lorentzon M., Eriksson A.L., Nilsson S. et al. : Association between physical activity and BMD in young men is modulated by catechol-o-methyltransferase (COMT) genotype : The GOOD study. J Bone Miner Res 2007 ; 22 ; 1165-1172.
22) Deng F.Y., Xiao P., Lei S.F. et al. : Bivariate whole genome linkage analysis for femoral neck geometric parameters and total body lean mass. J Bone Miner Res 2007 ; 22 ; 808-816.
23) Lovejoy C.O., Meindl R.S., Ohman J.C. et al : The Maka femur and its bearing on the antiquity of human walking : Applying contemporary concepts of morphogenesis to the human fossil record. Am J Phys Anthropol 2002 ; 119 ; 97-133.
24) Goldspink G. : Age-related muscle loss and progressive dysfunction in mechanosensitive growth factor signaling. Ann N Y Acad Sci 2004 ; 1019 ; 294-298.
25) Langlois J.A., Rosen C.J., Visser M. et al. : Association between insulin-like growth factor I and bone mineral density in older women and men : The Framingham Heart Study. J Clin Endocrinol Metab 1998 ; 83 ; 4257-4262.
26) Karasik D., Rosen C.J., Hannan M.T. et al. : Insulin-like growth factor binding proteins 4 and 5 and bone mineral density in elderly men and women. Calcif Tissue Int 2002 ; 71 ; 323-328.
27) Hirukawa K., Miyazawa K., Maeda H. et al. : Effect of tensile force on the expression of IGF-I and IGF-I receptor in the organ-cultured rat cranial

suture. Arch Oral Biol 2005 ; 50 ; 367-372.
28) Lupu F., Terwilliger J.D., Lee K., et al. : Roles of growth hormone and insulin-like growth factor 1 in mouse postnatal growth. Dev Biol 2001 ; 229 ; 141-162.
29) Rosen C.J., Ackert-Bicknell C.L., Adamo M.L. et al. : Congenic mice with low serum IGF-I have increased body fat, reduced bone mineral density, and an altered osteoblast differentiation program. Bone 2004 ; 35 ; 1046-1058.
30) Vaessen N., Heutink P., Janssen J.A. et al. : A polymorphism in the gene for IGF-I : Functional properties and risk for type 2 diabetes and myocardial infarction. Diabetes 2001 ; 50 ; 637-642.
31) Kostek M.C., Delmonico M.J., Reichel J.B. et al. : Muscle strength response to strength training is influenced by insulin-like growth factor 1 genotype in older adults. J Appl Physiol 2005 ; 98 ; 2147-2154.
32) Goldspink G., Yang S.Y. : The splicing of the IGF-I gene to yield different muscle growth factors. Adv Genet 2004 ; 52 ; 23-49.
33) Tang L.L., Wang Y.L., Sun C.X. : The stress reaction and its molecular events : Splicing variants. Biochem Biophys Res Commun 2004 ; 320 ; 287-291.
34) Schrager M.A., Roth S.M., Ferrell R.E. et al. : Insulin-like growth factor-2 genotype, fat-free mass, and muscle performance across the adult life span. J Appl Physiol 2004 ; 97 ; 2176-2183.
35) Van Laere A.S., Nguyen M., Braunschweig M. et al. : A regulatory mutation in IGF2 causes a major QTL effect on muscle growth in the pig. Nature 2003 ; 425 ; 832-836.
36) Hamrick M.W. : Increased bone mineral density in the femora of GDF8 knockout mice. Anat Rec A Discov Mol Cell Evol Biol 2003 ; 272 ; 388-391.
37) Roth S.M., Martel G.F., Ferrell R.E. et al. : Myostatin gene expression is reduced in humans with heavy-resistance strength training : A brief communication. Exp Biol Med (Maywood) 2003 ; 228 ; 706-709.
38) Steelman C.A., Recknor J.C., Nettleton D. et al. : Transcriptional profiling of myostatin-knockout mice implicates Wnt signaling in postnatal skeletal muscle growth and hypertrophy. FASEB J 2006 ; 20 ; 580-582.
39) Bischoff H.A., Borchers M., Gudat F. et al. : In situ detection of 1,25-dihydroxyvitamin D3 receptor in human skeletal muscle tissue. Histochem J 2001 ; 33 ; 19-24.
40) Bischoff-Ferrari H.A., Borchers M., Gudat F. et al. : Vitamin D receptor expression in human muscle tissue decreases with age. J Bone Miner Res 2004 ;

19 ; 265-269.
41) Uitterlinden A.G., Ralston S.H., Brandi M.L. et al. : The association between common vitamin D receptor gene variations and osteoporosis : A participant-level meta-analysis. Ann Intern Med 2006 ; 145 ; 255-264.
42) Arai H., Miyamoto K., Yoshida M. et al. : The polymorphism in the caudal-related homeodomain protein Cdx-2 binding element in the human vitamin D receptor gene. J Bone Miner Res 2001 ; 16 ; 1256-1264.
43) Fang Y., van Meurs J.B., Rivadeneira F. et al. : Vitamin D receptor gene haplotype is associated with body height and bone size. J Clin Endocrinol Metab 2007 ; 92 ; 1491-1501.
44) Windelinckx A., De Mars G., Beunen G. et al. : Polymorphisms in the vitamin D receptor gene are associated with muscle strength in men and women. Osteoporos Int 2007 ; 18 ; 1235-1242.
45) Grundberg E., Brandstrom H., Ribom E.L. et al. : Genetic variation in the human vitamin D receptor is associated with muscle strength, fat mass and body weight in Swedish women. Eur J Endocrinol 2004 ; 150 ; 323-328.
46) Ferrari S.L., Deutsch S., Choudhury U. et al. : Polymorphisms in the low-density lipoprotein receptor-related protein 5(LRP5) gene are associated with variation in vertebral bone mass, vertebral bone size, and stature in whites. Am J Hum Genet 2004 ; 74 ; 866-875.
47) Sawakami K., Robling A.G., Ai M. et al. : The Wnt co-receptor LRP5 is essential for skeletal mechanotransduction but not for the anabolic bone response to parathyroid hormone treatment. J Biol Chem 2006 ; 281 ; 23698-23711.
48) Armstrong D.D., Esser K.A. : Wnt/beta-catenin signaling activates growth-control genes during overload-induced skeletal muscle hypertrophy. Am J Physiol Cell Physiol 2005 ; 289 ; C853-C859.
49) Solomon A.M., Bouloux P.M. : Modifying muscle mass—the endocrine perspective. J Endocrinol 2006 ; 191 ; 349-360.
50) Nordstrom A., Gerdhem P., Brandstrom H. et al. : Interleukin-6 promoter polymorphism is associated with bone quality assessed by calcaneus ultrasound and previous fractures in a cohort of 75-year-old women. Osteoporos Int 2004 ; 15 ; 820-826.
51) Ferrari S.L., Karasik D., Liu J. et al. : Interactions of interleukin-6 promoter polymorphisms with dietary and lifestyle factors and their association with

bone mass in men and women from the framingham osteoporosis study. J Bone Miner Res 2004 ; 19 ; 552-559.
52) Roth S.M., Schrager M.A., Lee M.R. et al. : Interleukin-6 (IL-6) genotype is associated with fat-free mass in men but not women. J Gerontol A Biol Sci Med Sci 2003 ; 58 ; B1085-B1088.

終章 個人対応栄養学の展望

合田 敏尚[*1]

1. 栄養アセスメントの技術革新へ向けて

　現代のわが国における高齢者の医療費のほとんどは，循環器疾患，癌および代謝疾患といった生活習慣病に費やされている。高齢者の寝たきりの原因の第1は脳血管疾患，第2は骨粗鬆症による骨折という状況を考えると，健康増進によって疾病の一次予防に努めることがまず重要であり，さらに疾病があったとしてもその進行を食い止め，寿命に至るまでの主観的な健康度を維持する「健康長寿」をいかに実現するかが重要な課題となっている。

　平成20年度から，わが国では医療構造改革の一環として，生活習慣病予防の徹底を目標とした特定健診・特定保健指導の仕組みが開始された。この仕組みの導入によって，健診・保健指導の実施主体が市町村から医療保険者に移行することとなり，医療保険者が個人の健診・保健指導の情報と受療に関する情報を一元的に保有することになった。健康診断による疾病リスクの判定や保健指導の効果は，本来はその後の疾病の罹患や病態からの回復によって評価されるべきものである。従って，特定健診・特定保健指導の仕組みの導入によってはじめて，「食事・食品選択の指導による生活習慣の変容が栄養・代謝状態の変化を介して疾病リスクを変化させる」ことを支持するエビデンスが蓄積できるように基盤が整備されたことになる。特定健診・特定保健指導では，メタボリックシンドロームの判定基準となる健診項目を用いて対象者を階層化し，ハイリスク者には効果的な保健指導による積極的支援をすることが義務づけられ

[*1] 静岡県立大学食品栄養科学部

たため，特にハイリスク者にはテーラーメイド型の健康・栄養アセスメントと行動変容プログラムという個人対応が重視され，それを支える学術基盤の重要度が増した。一方で栄養・代謝状態の改善を評価するための疾病リスク判定ツールの利用が望ましい状況ができたといえよう。実用面を考えると，費用対効果の高いハイスループットな解析手法の開発が必須となってきた。

2．日本人におけるエビデンスデータベース構築の必要性

個人の疾病リスクに最も大きな影響を与えるのは，本人のこれまでの生活活動や生活習慣の総和としての現在の栄養・代謝状態（健康状態）である。しかしながら，この状態は個人の遺伝素因によって修飾を受けた結果であり，また個人の遺伝素因によって今後の経過も変わる可能性がある。さらに，遺伝子型とは独立して，一生のある特定の時期における栄養・代謝状態が遺伝子の発現型（表現型）を非可逆的に変えるというエピジェネティックな制御も存在することが明らかになってきた。費用対効果を考えると，個人に対応した栄養学は，身体計測値，臨床検査値，問診などによる栄養評価によって階層化された後，ハイリスク者に対する栄養ケア計画をより確実で効果的なものにするために有効に活用されるべきものといえる。この目的のためには，現在の当該個人の栄養・代謝状態を総合的に示す生体指標（バイオマーカー）の組み合わせによる栄養判定，すなわち個人の疾病リスク総合判定が求められる。トランスクリプトミクス，プロテオミクス，メタボロミクスといったポストゲノム科学の応用技術は，遺伝子やタンパク質の発現とそれに伴って起こる代謝産物の変化の網羅的な解析を可能にしたが，これらの技術は，個人の栄養・代謝状態と疾病リスクを総合的に判定するための鍵となるバイオマーカーの組み合わせを明確にするために統合されるべきである。それができてはじめて，これらの技術は個人対応型の栄養相談に利用することが可能となる。

日本人における遺伝子多型と食事要因の相互作用についてのエビデンスはまだまだ不十分である。日本人における大規模な観察疫学研究の土壌は，特定健

診・特定保健指導の仕組みによってできたが，これを活用して多くの仮説が提示され，その仮説の検証のために実証的で質の高い介入研究が行われることが今後求められる。遺伝子多型は個人のリスク判定のための重要な指標の一つとして扱われるべきであり，エピジェネティックな遺伝子修飾を示すバイオマーカーの開発も今後は必要であろう。個人対応型の健康管理システムをいかに作るかが，今後ますます重要になると思われるが，ポストゲノム科学とその技術は，日本人におけるバイオマーカーの有効性についてのエビデンスデータベースを集積，構築するために必須な基盤になると考えられる。

基礎研究，観察疫学研究および臨床疫学研究を通して，生体試料のバイオマーカーの組み合わせ，遺伝子多型やエピジェネティックな修飾を示す指標の妥当性のエビデンスが確立されれば，その時点で，これらの指標が一つずつ，個人対応の実践栄養活動に導入されていくべきものである。しかしながら，これらの情報が実践的な栄養食事相談業務に生かされていくためには，エビデンスの情報を集約して，費用対効果のあるレベルまで達したかを議論し，まとめ，情報を発信して，行政，消費者への理解と活用を促す役割を果たすプラットフォームが必要となる。栄養科学および食品科学の発展をめざす学会は，連携して，このプラットフォームの形成のために，今後，積極的に取り組む必要があろう。

3．個人に対応した食品選択の基盤

生活習慣病の発症過程におけるハイリスク者に対する食品選択のアプローチとしては，食事のパターンの適正化のための栄養食事相談が基本であるが，対象者の価値基準によっては，保健機能の明確な食品（サプリメント）による栄養補給の選択肢も考慮すべきである。食事の適正なパターンの根拠として，現代の栄養専門職が利用できるデータベースとしては，食事摂取基準と食品標準成分表があるが，ここに収録されているのは栄養成分である。食事摂取基準には，疾病リスク低減のためのビタミンや機能性食品成分の目標量は，未だ根拠が十分でないとして策定されておらず，食品成分表にもほとんど機能性食品成

分の成分値の記載がない。この意味では，人間栄養学における機能性食品成分の体系化は遅れているといわざるを得ない（表終-1）。

　本来，食品は複数の機能性成分が含まれる複雑系として存在しているので，目的とする保健の用途に対する食品の有効性を議論するときには，その食品を食事のなかで摂取したときの食事全体の効果が評価できることが望ましい。医薬品とは異なり，食品の最終評価指標は健康の維持増進と疾病リスクを低減させることであり，中間評価指標についても，より短期的な臨床検査指標をバイオマーカーとして選択できることが望ましいであろう。また，効果の根拠についても，薬理学的な作用機構が明確になるまで判断を保留にするということよりも，信頼できるバイオマーカーによって作用の各ステップを確認し，それを統合して「科学的な論理妥当性」によって有効性を判断するという視点への転換が必要と考えられる（表終-2）。たとえば，代謝性疾患のリスクを低減させることを目的とする特定保健用食品については，保健の用途ごとに中間評価指標として利用できる標的バイオマーカーの探索と考案を行い，バイオマーカーの妥当性と限界を検証するための質の高い臨床疫学研究を推進することが必要である。

表終-1　栄養専門職が利用できるデータベース

1）日本人の食事摂取基準 2005 年版（栄養素の量，配分）
　＜人間栄養学の知識体系＞
　　課題：微量栄養素，「機能性」食品成分の疾病リスク低減
　　　　　のための目標量が策定されていない

2）日本食品標準成分表-五訂補（食品中の栄養成分）
　＜食品科学の知識体系＞
　　課題：「機能性」食品成分の記載がほとんどない

実践栄養活動における現代の優先課題：
　　個別化栄養（栄養アセスメントとプロファイル化が必須）
　　―この対象者は何を，どれだけ，どのように摂るべきか？

表終-2 多機能多成分複雑系としての食品の評価の視点

	医薬品	特定保健用食品 (従来型) 規格基準へ	特定保健用食品 (今後)
関与成分	薬剤	食品成分(単一)	食品成分(多成分)
用途	薬理効果	保健の用途	保健の用途
評価指標 (最終)	死亡, 合併症発症	疾病リスク	疾病リスク
(中間)	臨床検査値	臨床検査値	臨床検査値
	血糖・血清脂質・血圧など		短期バイオマーカー
効果の根拠	作用機構, 体内動態	作用機構	科学的論理妥当性
試験方法	臨床疫学	臨床疫学	臨床疫学

4. 機能性食品成分に対する応答性の個人差

　多くの機能性食品成分は，モデル動物を用いて作用機構と安全性が確認された後，ヒトにおける有効量が確認され，有効性が検証される。機能性食品成分の臨床試験では，栄養指標からみた表現型（BMI, 血清脂質濃度など）によって，試験対象者を層別化し，利用が期待される境界領域者に焦点をあてて，その集団における有効性が証明されるかが重要な評価の基準となっている。この背景には，効果の期待される対象者を特定し，その対象者に対して当該食品の有効性の情報を適切に伝えることによって，利用者が自らその食品を利用するかを選択できるように支援する（informed choice）という考え方がある。従来は，遺伝子型によって機能性食品成分の効果が異なるかもしれないという可能性は検討されてこなかったが，遺伝子型によって医薬品の作用の強さが異なることはよく知られているので，同じような相互作用が機能性食品成分と遺伝子型にも存在するのであれば，その情報は，利用者にも価値が高いであろう。

　著者らはこれまでの臨床研究のなかで，機能性食品成分と遺伝子多型の相互作用の例をいくつか観察してきた。BMIが23以上30未満の成人男性20名をランダムに2群に分け，二重盲検法により，茶カテキン含有食品（250mg 茶カテキン，5g難消化性デキストリン混合粉末）あるいはプラセーボ食品（5g

デキストリン粉末）を1日3回，食事とともに12週間摂取させたところ，インスリン感受性の指標である血漿アディポネクチン濃度の変動が，アディポネクチン遺伝子の多型によって大きく異なっていた．アディポネクチン遺伝子の第45ヌクレオチドの変異は，日本人では，野生のT/T型（52%）から，かなりの頻度でT/G型（38%）あるいはG/G型（10%）に変異しており，このうち，T/G型あるいはG/G型に変異している遺伝子型をもつ者では，2型糖尿病の発症リスクが高いことが報告されている[1]．対象者のうち，遺伝子変異のない群（T/T）では，試験食品の摂取により血漿アディポネクチン濃度が上昇し，12週間後には対照群に比べてその濃度は有意に高くなっていた（$P < 0.05$）．一方，アディポネクチン遺伝子の第45ヌクレオチドに変異をもつ群（T/G,

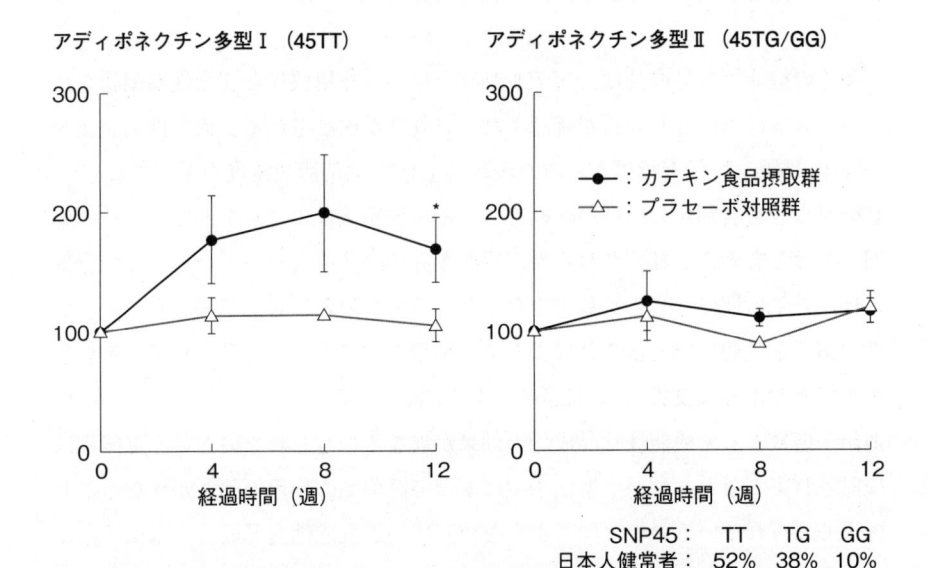

アディポネクチン多型Ⅰ（45TT）　　　アディポネクチン多型Ⅱ（45TG/GG）

● ：カテキン食品摂取群
△ ：プラセーボ対照群

SNP45：　　TT　　TG　　GG
日本人健常者：　52%　38%　10%

平均値 ± SEM（N = 4-6）　*プラセーボ対照群と比べて，$P<0.05$で有意差あり

図終-1　カテキン含有食品摂取による血漿アディポネクチン濃度の上昇率に及ぼすアディポネクチン遺伝子多型の影響

(Goda T. : COE Health-promotion project. Proceedings of the Tenth Shizuoka Forum on Health and Longevity, 2006, p100-105 より引用)

G/G) では，試験食品による血漿アディポネクチン濃度の上昇はみられなかった[2]（図終-1）。この結果は，内臓脂肪細胞の機能を示すバイオマーカーであるアディポネクチンは，機能性食品成分の摂取によって分泌が促進されること，また，その作用には遺伝子多型による個人差があることを示唆している。この研究は，さらに，機能性食品成分の有効性評価のための臨床試験の感度を上げるためには，鍵となる遺伝子多型を考慮した対象者の選定が有効である可能性を示唆している。

一方，事業所における成人男性の食事調査結果と血漿アディポネクチン濃度との関連性を検討したところ，β-カロテン/レチノール摂取比率（ビタミンA供給源としての植物性食品の優先度）が高い群では，β-カロテン/レチノール摂取比率が低い群と比較して血漿アディポネクチン濃度が高くなる傾向がみ

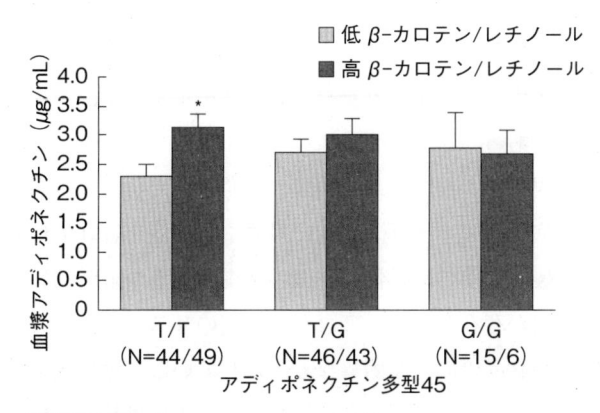

平均値±SEM

*β-カロテン/レチノール摂取比率低値グループと比べて $P<0.05$ で有意差あり

図終-2　血漿アディポネクチン濃度に及ぼすアディポネクチン遺伝子多型とβ-カロテン/レチノール摂取比率との相互作用

(Goda T. : COE Health-promotion project. Proceedings of the Tenth Shizuoka Forum on Health and Longevity, 2006, p100-105 より引用)

られた。この血漿アディポネクチン濃度の上昇は，アディポネクチン遺伝子の第45ヌクレオチドに遺伝子変異のない群（T/T）にのみ特徴的にみられ，変異をもつ群（T/G, G/G）では観察されなかった[2]（図終-2）。この結果は，獣肉に比べて野菜を比較的多く摂取する食事パターンによって血漿アディポネクチン濃度が上昇すること，またその作用には，遺伝子多型による個人差があることを示唆している。

5．保健機能食品におけるレギュラトリーサイエンスの活用

　栄養科学の知見を積極的に現場で活用していくことは，疾病リスクの低減や効率的な治療のための有効な手段になることが期待されている。さらに，食品由来の生理活性成分の中から，これまでの栄養成分の枠組みを越える新たな生理機能を有するものが数多く見出されてきた。このように，現在のわが国では，食品の高次機能を利用して健康の保持・増進や生活習慣病の一次予防に取り組むための概念基盤が徐々に整備され，その有用性を示す科学的な根拠の集積が待たれている状況にある。
　しかしながら，現在のわが国では，新規に開発された特定保健用食品素材について，生活習慣病などのハイリスク者に対する有用性を客観的に評価するための臨床試験を支援し，その有効性，安全性を主体的かつ科学的に評価するための公的な拠点機関が存在しない。これが，疾病のリスク低減など新規の高度保健用途を志向した食品の開発を困難なものにしている。癌や生活習慣病の発症リスクを低減させるなど，国民の福祉に寄与する実用価値の高い有用食品成分についての開発や研究は，本来，多領域の専門家の知恵を統合した学際的な共同作業を通して推進すべきものである。この学際分野は，健康長寿社会の構築のために栄養科学，食品科学，薬学，健康科学を統合してはじめて成立するものであり，「健康長寿科学」の主要な研究領域になるものである。有効食品成分の同定，分析，食品設計，作用機構の解明，バイオマーカーの開発など，有効食品成分に関する基礎研究と評価法の検討は不可欠である。それに加えて

日本人における機能性食品成分の有効性についてのエビデンスを集積する努力が求められている。

　保健の用途を表示するために必要な標準的な中間バイオマーカーの選別は，疾患モデル動物における発症過程での代謝変化の解析により効率的に行うことができるが，その中間バイオマーカーのヒトにおける妥当性の検討のためには，大規模な観察疫学研究の測定項目にその指標を組み入れるという戦略が効率的である。さらに，作用の明確な保健機能食品の有効性の検証試験の際に，副次的な評価指標として，そのバイオマーカーの変化の情報を取っておくという工夫も必要である。それにより，疾患の発症過程の段階を示す新規の短期バイオマーカー，中間バイオマーカーの発見にもつながり，食品の評価の効率と信頼性を増すことに貢献するであろう。公的な機関が，臨床試験におけるバイオマーカー測定支援のためのプラットフォームの構築を担当することが望ましく，これが中心となってバイオマーカーの妥当性の検証データを集めて，バイオマーカーのセットをよりよいものに継続的に進化させることが，日本人における機能性食品成分の有効性についてのエビデンスを集積する近道である。

　日本人における適切な食事パターンや疾病リスクを低減させる食品の有効性を評価する研究は，国家的なプロジェクトとして取り組むべきものである。このプロジェクトの意義について，国民や行政機関にも十分な理解を促し，「産官学民連携」の視点を加えて進めることが必要になってきたと思われる。産業界，大学などの研究教育機関，行政，住民が連携し，食品・医薬品境界の機能性食品成分の正しい利用法をエビデンスに則って明らかにしていくことが，強く望まれている。

　今後は，これまでの研究によって有効性が推定された中間バイオマーカーについて，その生理的な意義をモデル実験（細胞レベルおよび動物実験）によって検討し，その中間バイオマーカーを疾患の発症プロセスのなかでどのように位置づけるべきかを明確にすることが必要であり，さらに，これまでの研究によって有効性が推定されたバイオマーカーの効果判定指標としての有用性を，健常者および疾患境界領域者を対象とした食品選択教育ならびにモデル試験食

品の介入試験により評価して，その情報を集積することが必要と考えられる。このようにして確立したバイオマーカーを臨床疫学研究に利用してはじめて，日本人でのエビデンスが効率よく集積されていくことになるであろう。この点で，ポストゲノム科学は健康長寿に関する学術研究の基盤技術としてブレイクスルーをもたらすものになると期待される。

文 献

1) Hara K., Boutin P., Mori Y. et al. : Genetic variation in the gene encoding adiponectin is associated with an increased risk of type 2 diabetes in the Japanese population. Diabetes 2002 ; 51 ; 536-340.
2) Goda T. : COE Health-promotion project. Proceedings of the Tenth Shizuoka Forum on Health and Longevity, 2006, p100-105.

索　引

あ行

アスタキサンチン　63
アセチル化　115
アディポサイトカイン　52, 79
アディポネクチン　52, 79
アドレナリン β_3 レセプター　21
アポトーシス　113
アミノインデックス　96
アリル　25
アルツハイマー型認知症　137
アルブミン　66
安全性　87
アンチエイジング療法　62
アンドロゲン　159
アンドロゲン受容体遺伝子多型　160
遺伝子型　141, 184
遺伝子多型　135, 145, 160, 167, 184
インスリン抵抗性　48
インスリン様成長因子　164
インフォマティクス　83
運動量　162
エイジング（加齢）　61

栄養アセスメント　2
栄養機能食品　2
栄養指標（代謝指標）からみた表現型　7
栄養成分　1
エストロゲン　159
エストロゲン受容体 α　160
エピジェネティックス　109
エピジェネティックな制御　184
エビデンス　183
炎症　37
炎症性サイトカイン　42

か行

介護予防　61
介入研究　10
科学的な論理妥当性　186
学際分野　190
核内受容体　29
過剰栄養　3
活性酸素　61, 75, 79
活動量　174

索引

カリウム	18
カルシウム摂取	177
加齢	93
癌	133
還元葉酸輸送体	135
観察疫学研究	10
癌診断	86
関連解析	23
機能性食品開発	75
機能性食品成分	4, 187
キャピラリー電気泳動	89
強化食品	144
虚血性心疾患	133
筋力トレーニング	166
クラスタリング	85
グルココルチコイド	115
グルタミン酸カルボキシペプチダーゼ	135
クローン病	24
クロマチン構造	110
蛍光検出法	102
血清タンパク質	65
血中アミノ酸濃度	96
欠乏症	1
ゲノム	15
ゲノムワイド関連解析	23
ケミカルチップ	72
健康寿命	33, 61
健康長寿	183
健康長寿科学	190
倹約遺伝子仮説	21
抗加齢	71
高感度微量分析法	100
高血圧	17
高血圧感受性遺伝子	18
構造解析	89
抗体チップ	73
好中球	79
行動変容	151, 184
高ホモシステイン血症	132
告知	144
個人対応の栄養指標	83
個人代謝プロファイル	9
個性	26
個体差	15, 95
骨格筋	35, 164
骨芽細胞	159
骨形成	164
骨折	160
骨粗鬆症	159
骨密度	160

さ行

細胞内分泌	31
サプリメント	62
酸化修飾物	75
酸化ストレス	61
酸化ストレスバイオマーカー	75
酸化ストレスマーカー	68
酸化特異的翻訳後修飾	63
糸球体	112
シグナル伝達機構	29
脂質過酸化物	75
シスタチオニン β-シンターゼ	132
疾患予防	71
疾病診断	91
疾病リスク	183
疾病リスク低減	5, 185
質量分析計	88
脂肪組織	34
集団アプローチ	152
出生体重	110
食育基本法	4
食塩感受性	17
食塩感受性遺伝子	18
食塩抵抗性	17
食後高血糖	37
食事摂取基準	2, 185
食事パターン	57
食品の選択	4
食品標準成分表	185
神経管閉鎖障害	133
推奨量	2, 139
膵臓の疲弊	47
ストレス	112
生活習慣	26
生活習慣病	33, 61
生活習慣病予防	71
成人病胎児期発症（起源）説	109
成長ホルモン	164
性ホルモン	159
選択的メタボローム解析	96
先天性代謝異常症	86
前糖尿病状態	46
素因形成	116
創薬研究	91

た行

胎内環境	112
唾液	91
妥当性	191
多変量解析	93
タンパク質固定法	73
タンパクチップ	72

地域コミュニティ ……………… 143
チオール・ジスルフィド ……… 98
中間バイオマーカー …………… 191
低栄養 …………………………… 112
データベース …………………… 95
データベースサーチ …………… 100
テーラーメイド栄養指導 ……… 145
テーラーメイド型 ……………… 184
糖尿病 …………………………… 21
特定健診・特定保健指導 ……… 183
特定保健用食品 ………………… 186
トランスクリプトーム ……… 7, 31
トランスサイレチン …………… 67

な行

内臓脂肪型肥満 ………………… 48
内臓脂肪面積 …………………… 52
内分泌 …………………………… 31
ナトリウム ……………………… 18
２型糖尿病 ………………… 44, 110
ニトロチロシン ………………… 78
ニュートリゲノミクス ……… 10, 29
ニュートリジェネティックス：
　nutrigenetics ………………… 9
人間栄養学 …………………… 3, 32
認知症 …………………………… 133

認知症高齢者施設 ……………… 153
農芸化学 ………………………… 87
脳梗塞 …………………………… 136
ノックアウトマウス …………… 170

は行

パーキンソン病 ………………… 78
バイオインフォマティクス …… 85
バイオマーカー ……… 6, 32, 71, 86
バイオロジカルチップ ………… 72
ハイスループット ……………… 72
ハイリスクアプローチ ………… 143
ハイリスク者 …………………… 183
破骨細胞 ………………………… 159
皮下脂肪面積 …………………… 52
ヒストンタンパク ……………… 110
ビタミン ………………………… 4
ビタミン B_{12} ………………… 119
ビタミン D ……………………… 177
ビタミン D 受容体（VDR）遺
　伝子 …………………………… 168
肥満 ……………………………… 21
品質管理 ………………………… 87
品種改良 ………………………… 87
付加体 …………………………… 75
腹囲 ……………………………… 53

複雑系	186
副腎皮質ホルモン	112
プライバシーの確保	144
フリーラジカル	75
プロテオーム	7, 65
プロテオミクス	32
プロファイリング	32, 67
分子栄養学	29
閉経後の期間	174
ヘテロ保有者	166
傍分泌	31
骨	164
ホモシステイン	131

ま行

マイクロアレイ解析	38
マクロファージ	78
末梢血白血球	35
マロンジアルデヒド	75
ミエロペルオキシダーゼ	79
ミオシン遺伝子	167
ミオスタチン遺伝子	167
ミスセンス変異	19
未病診断	71
メタボライトプロファイリング法	83

メタボリックシンドローム	48, 79
メタボローム	7, 31
メタボローム解析	83
メタボロミクス	32
メチオニン	119
メチオニン合成酵素	131
メチル化	115
メチル化CpG	117
メチル基代謝	116
メチレンテトラヒドロ葉酸還元酵素	131
毛髪	92
目標量	3, 185
モノクローナル抗体	77

や行

野菜摂取量	149
有効性	87
ユビキチン化	114
葉酸	119, 126, 131
葉酸添加食品	152
予防医学	71

ら行

リード化合物	87

リスクアリル	25
リスクバイオマーカー	63
リポイルリジン	100
緑黄色野菜	151
臨界期	115
臨床疫学	32
レギュラトリーサイエンス	190
レジスチン	79
レニン‐アンジオテンシン系	18
レプチン	79

A-V

α-グルコシダーゼ阻害剤	39
α-リポ酸	100
β細胞	47
CpGアイランド	123
DNAのメチル化	115
DNAメチル基転移酵素	113
DOHaD説	110
evidence-based nutrition	3
FT-ICR-MS法	88
GC-MS	89
IL-1β	40
IL-6	55, 79
IL-6遺伝子型	174
informed choice	187
LC-MS法	89
LC-TOF-MS	92
LDL受容体関連タンパク5(LRP5)遺伝子	169
MCP-1	79
NMR法	88
NO	78
nutrigenomics	10
nutritional (metabolic) phenotype	7
OLETF	44
p53	113
personalized nutrition	3
PPARγ	119
RLGS法	117
S100タンパク質	51
SNP	15
TNF-α	40, 79
VDR遺伝子多型	168

〔責任編集者〕

| 合田 敏尚 | ごうだ　としなお | 静岡県立大学食品栄養科学部教授 |
| 岡﨑 光子 | おかざき　みつこ | 女子栄養大学栄養学部教授 |

〔執筆者〕（執筆順）

小林 公子	こばやし　きみこ	静岡県立大学食品栄養科学部准教授
合田 敏尚	ごうだ　としなお	静岡県立大学食品栄養科学部教授
内藤 裕二	ないとう　ゆうじ	京都府立医科大学大学院医学研究科准教授
大澤 俊彦	おおさわ　としひこ	名古屋大学大学院生命農学研究科教授
豊岡 利正	とよおか　としまさ	静岡県立大学薬学部教授
福岡 秀興	ふくおか　ひでおき	早稲田大学胎生期エピジェネティックス制御研究所教授
平岡 真実	ひらおか　まみ	女子栄養大学栄養学部助教
武田 英二	たけだ　えいじ	徳島大学大学院ヘルスバイオサイエンス研究部教授

テーラーメイド個人対応栄養学

2009年（平成21年）5月20日　初版発行

監　　修	日 本 栄 養 ・ 食 糧 学 会
責　　任 編集者	合　田　敏　尚 岡　崎　光　子
発行者	筑　紫　恒　男
発行所	株式会社 建帛社 KENPAKUSHA

〒112-0011　東京都文京区千石4丁目2番15号
TEL（03）3944-2611
FAX（03）3946-4377
http://www.kenpakusha.co.jp/

ISBN 978-4-7679-6140-8　C3047
Ⓒ合田敏尚ほか，2009
（定価はカバーに表示してあります）

エイド出版／あきば印刷／常川製本

Printed in Japan

本書の複製権・翻訳権・上映権・公衆送信権等は株式会社建帛社が保有します。
JCLS ＜㈳日本著作出版権管理システム委託出版物＞
本書の無断複写は著作権法上での例外を除き禁じられています。複写される場合は，㈳日本著作出版権管理システム（03-3817-5670）の許諾を得て下さい。